La médecine formatée

Éthique et pratique médicale
fondée par Richard Moreau
Collection dirigée par Roger Teyssou

La collection « Éthique et pratique médicale » est une tribune qui permet à tous les acteurs du monde de la santé, professionnels, enseignants, administrateurs, économistes et patients d'exposer leurs opinions, de décrire leur expérience et de proposer des solutions aux problèmes posés par une profession en pleine mutation, et ce en toute indépendance et en conformité avec la déontologie et les bonnes pratiques médicales.

Dernières parutions

Thierry PATRICE, *Les aléas du vivant, Ordre ou désordre ?*, 2017.
Jean-Yves de la CAFFINIÈRE, *Chirurgie et société. Retour sur 13 articles publiés dans la presse médicale généraliste*, 2017.
Bahram MATINE et François REGNIER, *Des maux en paroles. Médecine et malades venus d'ailleurs*, seconde édition revue et augmentée, 2016.
Pierre de PUYTORAC et Auriane ARTUSSE, *La mort en 60 questions, La mort observée, expliquée, repoussée*, 2016.
Dominique PERSOONS, *Santé riche et Médecine pauvre*, 2016.
Daniel BIRNBAUM, *C'est la lutte finale*, 2015.
Jacques ROBERT, *Mal de mère et maux d'enfants*, 2014.
France BERETERBIDE, *Essais cliniques dans les pays du Sud : entre impérialisme éthique et relativisme moral ?*, 2014.
Lucien KARHAUSEN, *Mythologies médicales*, 2014.
Nausica ZABALLOS, *Vie et mort d'un hôpital psychiatrique : le Camarillo Hospital (1936-1996)*, 2014.
Monica GINNAIO, *La pellagre : histoire du Mal de la Misère en Italie*, 2013.
Pr Jean-Luc WAUTIER (avec la collaboration de Marie-Paule Wautier), *Le sens de la médecine ou la révolution culturelle dans le système de santé*, 2013.
François VACHON, *Mon corps m'a dit, Vite et mieux comprendre quand une urgence médicale menace vraiment sa vie*, 2013.

Jacques-Michel LACROIX

LA MEDECINE FORMATEE

Médecins et malades
face aux nouvelles technologies

Préface d'Alain De Benoist

L'Harmattan

Du même auteur :

Quelques vérités sur la médecine française , préface du Pr Jean-Paul Escande - Éditions Dualpha – 2009

Malades ce qui vous attend, préface du Pr Bernard Debré Éditions L'Harmattan – 2011

La médecine interpellée, préface de Me Patrick Brunot Éditions Apopsix – 2013

5-7, rue de l'École-Polytechnique ; 75005 Paris

http://www.editions-harmattan.fr

ISBN : 978-2-343-13220-4

EAN : 9782343132204

Remerciements :

A Alain De Benoist qui a eu l'amabilité d'écrire la préface.

A Edwige, Aude, Arthur ,
Annick, Odile, Françoise,
et Albert.

Sommaire :

Préface

Où en est la médecine ? Mais surtout, où va-t-elle ?

Tout bon médecin sait qu'avant de prescrire un traitement, il faut porter un diagnostic. Un docteur, c'est d'abord un diagnostiqueur. Et le diagnostic ne doit pas s'arrêter aux symptômes, c'est-à-dire aux conséquences, il doit aller aux causes afin de chercher à agir sur elles. Quand on est habitué à faire un diagnostic, il est tentant d'en établir concernant, non plus seulement les individus, mais la société elle-même.

L'intéressant avec la médecine, c'est qu'elle s'excède automatiquement d'elle-même : la médecine, c'est toujours plus que la médecine. On ne considère plus aujourd'hui le malade comme une monade abstraite, mais comme une personne vivante dotée d'un phénotype et d'un génotype, dont l'état de santé est soumis à des pressions ou influences diverses, pris qu'il se trouve dans un tissu d'interactions biologiques, sociales et environnementales. Pour être reconnues et soignées, les maladies, qu'elles soient d'origine génétique, médicamenteuse, hormonale, infectieuse, virale, etc., doivent elles-mêmes être considérées en fonction des rapports du vivant et de son milieu de vie.

Dans le livre qu'on va lire, le docteur Lacroix n'esquive aucun de ces sujets. De façon panoramique, il évoque tour à tour la question des consultations, des médicaments, des antibiotiques, des vaccins, l'évolution de l'hôpital, le problème des urgences, la disparition des généralistes et celle de la médecine en milieu rural, et bien d'autres choses encore sur lesquelles il pose un regard objectif, inspiré par l'expérience. Face à la théorie du genre, il rappelle aussi que les hommes et les femmes ne diffèrent pas seulement par leurs organes sexuels, mais que la totalité de la personne est sexuée, jusque dans sa pathologie ou dans ses structures cérébrales.

En lisant cet ouvrage, le non-médecin que je suis s'est intéressé surtout à deux questions : la question des « limites » telle que la perçoit la bio-éthique et le rapport du normal au pathologique.

À l'heure de l'intelligence artificielle, de la connexion programmée de l'électronique et du vivant, à l'heure de l'essor prodigieux des biotechnologies, où se situe la limite ? Peut-on interdire les applications d'une découverte inédite, ou d'une technologie nouvelle ? Près de quarante ans après la création solennelle, en France, d'un Comité consultatif national d'éthique (CCNR), la bio-éthique semble fondamentalement impuissante. Les progrès de la science précèdent par définition les discussions qu'ils suscitent. Les sciences de la vie se développent à grande vitesse, les « autorités morales » ne peuvent faire autre chose que courir après pour tenter d'émettre des « avis » qui sont rarement pris en compte, et surtout sont immédiatement dépassés. Même revisitée au prisme d'un pragmatisme à la Dewey, la bio-éthique n'a jamais donné naissance qu'à une nouvelle casuistique qui s'est révélée bien incapable de dire le vrai, de fonder le légitime et/ou l'illégitime, et même d'unifier les pratiques.

Face aux différentes formes de manipulation du vivant, la bio-éthique se heurte d'abord à la loi générale de la technique, bien exposée en son temps par Friedrich Georg Jünger (*Die Perfektion der Technik*), laquelle se résume à ce très simple constat que tout ce qui est techniquement faisable sera un jour ou l'autre réalisé.

Se pose en outre la question des principes fondateurs de la bio-éthique, de ses présupposés implicites. On connaît le « principisme » développé en 1979 par Tom Beauchamp et James Childress, que l'on considère souvent comme les fondateurs de la réflexion sur l'éthique biomédicale : respect des personnes, bienfaisance, justice non-malfaisance, etc. Il y a évidemment des façons bien différentes de comprendre ces termes pour le moins flous. Présentés comme des absolus, ils sont en réalité éminemment relatifs. Ils sont liés à une culture particulière, la culture occidentale, et de surcroît à une philosophie spécifique, qu'on peut pour faire bref qualifier de kantienne, puisqu'il s'agit d'une éthique d'ambition universaliste, combinée à une « éthique de la discussion » inspirée de Jürgen Habermas (l'éthique « communicationnelle », dont on connaît les limites). De ce fait, le risque est grand pour la bio-éthique d'apparaître clairement, non comme la discipline scientifique qu'elle prétend être, mais comme une simple instance idéologique parmi d'autres.

Le docteur Lacroix, pour ne prendre que cet exemple, remarque très justement que « ce sont souvent ceux qui soutiennent la GPA au nom de l'ouverture d'esprit et de la modernité, qui s'offusquent de la prostitution, la comparant à de l'esclavage sexuel ». Il serait immoral de louer son vagin, mais très acceptable de louer son utérus ! « Les conséquences de la location de longue durée (neuf mois) d'une cavité utérine où va se développer, en symbiose étroite avec la mère porteuse, un être humain qu'on va vendre ensuite à ses commanditaires, ajoute-t-il, semblent beaucoup plus importantes et blâmables, que celles d'une rapide prestation sexuelle sans conséquences physiologiques particulières pour les effecteurs ».

L'auteur se demande aussi si l'industrie pharmaceutique a une éthique. Il répond par la négative, mais émet le souhait que cette industrie, qui s'adresse à la souffrance humaine, en assume aussi le « côté éthique ». Je partage évidemment ce souhait, mais je crains fort que ce ne soit qu'un vœu pieux. Aucun laboratoire ne fabrique des médicaments par philanthropie, pas plus qu'aucune industrie ne produit des marchandises par altruisme, mais seulement parce que cette activité est susceptible de dégager un profit. C'est la logique même du système capitaliste : produire de la valeur d'échange plus que de la valeur d'usage, développer le marché pour nourrir le système de l'argent, faire des biens et services que l'on produit un simple moyen d'accélérer la transformation de l'argent en capital.

Outre que l'individualisation des mœurs stimule le désir de soigner soi-même en court-circuitant la consultation médicale, la médecine est aujourd'hui l'un des secteurs visés par le grand remplacement de l'homme par la machine. Parallèlement, l'idéologie « transhumaniste » ouvre des perspectives qu'ont peut juger terrifiantes, bien que (ou au contraire parce que) elles peuvent aussi apparaître comme infiniment séduisantes.

Pensons aux perspectives ouvertes par la xénogreffe animale. On ne sait pas encore greffer un cœur de cochon ou de babouin sur un être humain, mais on y pense déjà, et il ne fait pas de doute qu'une telle « solution » serait acceptée si elle apparaissait comme le seul moyen de sauver une vie.

Jacques-Michel Lacroix met en garde contre toute tentative de « changer l'être humain », de « transformer le vivant pour en faire une chimère dotée de performances exceptionnelles hors du commun ». On n'a pas de peine à le suivre sur ce terrain, mais en même temps n'avons-nous pas cessé au cours de l'histoire de « changer l'être humain » en cherchant toujours à améliorer la condition humaine ? Le grand objectif de la médecine n'a-t-il pas toujours été de permettre à l'homme de s'affranchir de la fatalité des « lois naturelles » ? La médecine n'a cessé de bénéficier des diverses avancées scientifiques. C'est grâce à « la science » que l'on peut aujourd'hui soigner des affections ou des maladies qui entraînaient autrefois la mort, faire vivre de grands prématurés, etc. (au risque d'avoir ensuite à faire face aux conséquences de cette disparition de la sélection naturelle). Le problème crucial, en réalité, se pose avec le « transhumanisme », non lorsqu'il laisse entrevoir la mise au point de nouvelles méthodes de soins, mais lorsqu'il se propose d'« améliorer », et donc de modifier, l'individu en bonne santé.

Voilà qui nous introduit directement à la question du normal et du pathologique. Le médecin s'y trouve évidemment confronté en permanence, puisque c'est à l'intersection de ces deux domaines que se situe l'exercice de son métier.

Quand un patient demande : « Est-ce que c'est normal, docteur ? », cela signifie généralement : « Est-ce sans gravité ? » Le patient attend qu'on le rassure. Mais en réalité il pose une question redoutable. Qu'est-ce qui es normal ? Quel est le critère à retenir ? Claude Bernard, qui se proposait, grâce à la méthode expérimentale, de faire la liaison entre physiologie, pathologie et thérapeutique, définissait la médecine de façon très simple : « conserver la santé et guérir les maladies ». Pour lui, l'exigence première était la santé, qui se confondait avec la normalité. Mais le normal et le pathologique n'ont pas nécessairement le même sens d'une culture à l'autre (et n'oublions pas que chez l'enfant, la « normalité » est toujours relative au stade de développement).

La plupart des gens qui consultent le font parce qu'ils ressentent une souffrance qui leur donne à penser qu'ils sont malades – et en effet, ils le sont dans leur immense majorité (faisons la part des hypocondriaques et des malades imaginaires). La souffrance apparaît par là comme le signe de la présence d'une pathologie. Mais quid de ceux qui ne ressentent aucune souffrance alors qu'ils sont incontestablement malades, ou qui adoptent vis-à-vis de leur maladie une attitude de déni, comme c'est fréquemment le cas dans certaines perversions ou certaines pathologies mentales ?

Il y a, on le sait, plusieurs définitions de la « normalité ». La plus commune est celle de la normalité statistique : il est normal pour un adulte de peser 70 ou 80 kilos, pas du tout normal d'en peser 25 ou 250. La normalité ainsi comprise coïncide avec la moyenne : est considéré comme normal ce qui s'observe le plus souvent. Mais on se heurte alors à différents problèmes. D'un point de vue psychologique, tout d'abord, comment comprendre un phénomène qui, pour être considéré comme normal, doit se situer au niveau d'une limite précise dans une distribution continue ? Il faut aussi reconnaître, d'autre part, que l'anormal n'est pas nécessairement pathologique. Le génie est tout aussi « anormal » que la débilité profonde, et beaucoup de gens rêveraient sans doute d'avoir un quotient intellectuel hors normes de 160 plutôt qu'un QI « normal » de 100. Enfin, le pathologique ne se confond pas nécessairement avec la rareté. Il y a des pathologies très fréquentes ! Viendra peut-être un jour où les myopes, les astigmates et les presbytes seront beaucoup plus nombreux que ceux dont la vue n'a aucun besoin d'être corrigée. Devra-t-on dire alors qu'il est « normal » d'être mal-voyant ? A une époque où tout le monde ou presque suit un traitement, la bonne santé peut-elle encore être considérée comme un état normal ? Personnellement je pense que oui, mais cela ne tombe pas forcément sous le sens.

Que ce soit chez Auguste Comte, chez Claude Bernard ou chez René Leriche, l'idée dominante était qu'il y a au fond identité du normal et du pathologique aux variations quantitatives près : tout dysfonctionnement serait une affaire d'*hyper* ou d'*hypo*, de trop ou de pas assez. Cette idée n'est certainement pas fausse, et l'on pourrait en donner d'innombrables exemples, tant dans le domaine de la physiologie pure que dans celui des affections mentales (la glycémie dans le cas du diabète, par exemple). En général, d'ailleurs, la maladie ne s'installe pas d'emblée, mais de façon progressive, ce qu'Auguste Comte appelait le « passage lent et graduel d'un état presque entièrement normal à un état pathologique pleinement caractérisé ».

L'idée que le pathologique résulte essentiellement d'un manque ou d'un excès se retrouve également en psychanalyse, où l'on considère qu'il n'y a pas de différence de nature entre un sujet normal et un sujet névrosé, mais seulement une différence de degré, et donc de quantité (la psychose s'analysant, elle, comme une fixation à un certain stade du développement psychique). « C'est dans le plus que réside la névrose », disait Freud. Pourtant, ne faut-il pas admettre aussi, en référence cette fois à Hegel, qu'une poussée continue affectant la quantité peut se transmuer en un changement de qualité ?

Il y a aussi la normalité « sociale », généralement dégagée à partir de perspectives, non plus seulement classificatoires, mais également axiologiques. C'est elle qui va permettre de considérer les psychopathes et les sociopathes comme des gens qui ne sont pas « normaux ». Mais la normalité sociale fait aussi référence aux règles et aux valeurs qui prédominent au sein de la société, et qui sont susceptibles de varier grandement selon les époques et les lieux. De ce point de vue, la notion a d'évidentes limites, car elle tend à faire du conformisme social ou encore du conformisme politique ou idéologique une attitude normale, alors qu'un excès de conformisme peut aussi résulter d'une propension à la soumission passive, d'un manque de personnalité, d'un défaut de sens critique, d'une crédulité excessive, etc., toutes choses qui peuvent renvoyer à une pathologie. Inversement, grâce à cette notion, tout dissident, tout adversaire de l'idéologie dominante, peut aisément être présenté comme un « marginal » ou un déviant (certains régimes n'ont pas hésité à interner leurs opposants dans des établissements psychiatriques).

Le risque est alors grand de considérer comme pathologiques des attitudes, des réflexes instinctifs, considérés hier comme parfaitement normaux.

Et à l'inverse, sous prétexte de ne mortifier personne, de considérer comme tout à fait normaux des comportements qu'on jugeait naguère aussi maladifs qu'inadmissibles.

L'exemple de l'homosexualité est à cet égard frappant. Il y a encore quelques décennies, l'homosexualité était officiellement considérée comme anormale et pathologique. « Anormale », elle l'était (et elle le demeure) assurément au sens de la normalité statistique, pour cette simple raison que, dans toute société, il y a plus d'hétérosexuels que d'homosexuels. Mais cette « anormalité » statistique suffisait-elle à la faire qualifier de maladie ou de perversion dans les manuels de nosologie ? Certainement pas, et c'est bien pourquoi cette classification a été abandonnée. Mais ce qui est intéressant, c'est qu'elle a fondamentalement été abandonnée pour des raisons politiques, sociologiques ou intellectuelles – disons, sous la pression de l'opinion. Le résultat est qu'en relativement peu de temps, on est passé d'une époque où l'on pouvait être pénalement sanctionné pour avoir fait l'éloge de l'homosexualité à une époque, la nôtre, où on peut l'être pour l'avoir dénigrée (par « homophobie »). Le contraste laisse rêveur. Mais on pourrait en dire autant de l'avortement et de bien d'autres choses.

Dans son célèbre essai de 1943, le philosophe et médecin Georges Canguilhem avait cherché à réagir contre cette idée que l'état pathologique n'est qu'une modification quantitative de l'état normal. Il reconnaissait certes que le pathologique résulte très souvent d'une extension excessive des limites de variation de l'organisme normal, comme sous l'effet d'un débordement une fois passé un certain seuil. Mais en même temps, il voulait montrer que « l'état physiologique n'est pas, en tant que tel, ce qui se prolonge identiquement à soi, jusqu'à un autre état capable de prendre alors la qualité de morbide ». Il voulait dire par là, d'abord que le pathologique obéit lui-même à une normativité qui lui est propre (en sorte qu'on ne peut le définir seulement comme « infraction à la norme »), ensuite qu'un individu malade devient d'une certaine façon *autre* qu'un individu en bonne santé. Si l'on considère que, dans certains cas au moins, il y a une différence *qualitative* (et non plus seulement *quantitative*) entre le normal et le pathologique, on se trouve en effet affronté à un tout autre problème, qui est celui de la définition de l'*altérité*.

« Les médecins ne savent pas se défendre, ils réagissent bien souvent avec dix ou quinze ans de retard, pour adapter leurs pratiques aux changements de la société qu'ils ne voient pas venir ». Le docteur Lacroix n'est pas de ceux-là, et c'est son grand mérite. Il sait qu'une société dont les résistances immunitaires sont usées peut elle aussi tomber malade. Comme tout médecin, il n'ignore pas non plus qu'il n'y a contre la maladie que des victoires provisoires, que le combat pour la santé doit être toujours recommencé.

Son livre soulève des questions qui donnent à penser. J'en ai évoqué ici quelques-unes. Au lecteur de prendre le relais.

Alain de Benoist

Pitié pour la santé !

La santé est devenue un argument publicitaire, un thème de communication, qu'on utilise sans plus de précision afin de légitimer des discours qui n'ont que peu de rapport avec ce qu'on entend généralement par ce terme. Que ce soit le Président de la République qui promet de veiller sur notre santé, ou des syndicats qui réclament la suppression des nocturnes de certains magasins, au nom du respect de la santé des travailleurs, tous utilisent ce terme valorisateur pour faire avancer des revendications dans lesquelles la santé ne peut être évoquée qu'à titre très accessoire.

De quelle santé parle-t-on ? De santé publique, ou de santé individuelle ?

La santé publique se définit en termes de statistiques, de courbes, de schémas qui prennent en compte la mortalité en bas âge et la moyenne d'espérance de vie d'une population donnée, alors que la santé individuelle s'appuie sur des notions de bien-être physique et moral.

Il est probable que ceux qui utilisent cet argument dans leurs discours évoquent davantage la santé individuelle que la santé publique afin de faire vibrer la corde sensible qui est en chacun de nous.

Mais en usant trop du terme de santé on risque aussi le normaliser et le priver de son interprétation individuelle.

Peut-être verra-t-on bientôt émerger des critères qui définiront notre propre santé autrement qu'en termes de ressenti individuel, en lui substituant des normes sociales, collectives, qui feraient fi de notre sentiment personnel (forcément subjectif), pour ne considérer que l'aspect mesurable, étalonable, formatable de la chose.
On évoque déjà trop souvent l'alibi de la santé pour justifier des décisions qui sous un vague argumentaire scientifique servent surtout des intérêts catégoriels, politiques ou économiques (cf. Le cholestérol et le marché de tous les produits dérivés) pour ne pas craindre cette évolution visant à définir les normes officielles d'une « bonne santé ».

Si l'on est en droit de réclamer une interprétation individuelle de l'état de santé, il ne faut cependant pas confondre le droit à la santé avec le droit aux soins. En matière de santé les facteurs génétiques sont déterminants et nous rendent très inégaux, interdisant par là même tout accès à un droit qui présuppose l'égalité. Par contre l'accès aux soins relève lui, d'une politique sociale, et peut être revendiqué comme un droit.

Mais si nous continuons à vouloir nous préoccuper de la santé d'autrui, nous lui imposerons obligatoirement d'entrer dans un système normalisé, et nous verrons alors arriver sur les scènes médiatiques des ayatollahs pour nous expliquer comment mieux vivre : c'est-à-dire sans doute comment souffrir d'une manière plus « juste ».

L'uberisation de la médecine

Le terme d'ubérisation est un néologisme formé à partir du mot Uber qui est le nom de la société américaine implantée en France depuis peu, dont l'objectif est de révolutionner la profession de taxi, en permettant à quiconque, par le biais d'un Smartphone, d'obtenir un VTC (voiture de transport avec chauffeur), à un coût moindre et plus rapidement qu'un taxi traditionnel. Cette société met en relation directe l'usager et le prestataire de services sans passer par les schémas organisationnels classiques. Ce mode de fonctionnement s'applique également aux locations d'appartements avec des sociétés comme Airbnb qui permet de mettre en relation le loueur et le locataire sans autre obligation que de passer par son intermédiaire qui se veut simple, conviviale et rapide.

À part les taxis traditionnels, (ou les hôteliers), on peut estimer que tout le monde est gagnant dans cette transaction. Le client bénéficie d'un service plus rapide, moins onéreux, et le prestataire de services n'a pas à investir dans l'achat d'une licence ou des frais de fonctionnement importants.

Cependant les chauffeurs des véhicules utilisés par Uber sont des contractants individuels, qui doivent assurer la charge du financement du véhicule et de l'assurance en tant que travailleur indépendant, donc sans aucun des avantages que procure le salariat, particulièrement en

matière de protection sociale, alors qu'il existe entre la société et les chauffeurs un lien de subordination comparable à celui qui lie un salarié à son employeur.
On pourrait voir dans cette optimisation de la production de services ou de biens, une illustration de la théorie du « pair à pair » (P2P) qui consiste en la capacité de pouvoir communiquer et collaborer directement sans passer par des organismes intermédiaires.
Ce mode de fonctionnement, le pair a pair ou P2P, est défini sur Wikipédia comme étant « une production de ressources (qui) ne serait pas due à une motivation financière mais à la libre participation des citoyens. C'est un changement de perspective qui permettrait à chacun de contribuer au manquement de l'autre ».
Que du bonheur en quelque sorte , fini l'appât du gain et la recherche de profits, vive la solidarité !
Ainsi, s'affranchir des contraintes administratives ou réglementaires pour obtenir un service en échange soit d'un autre service, soit d'un paiement direct apparaît comme très séduisant, et c'est en surfant sur cette vague , que des sociétés comme Uber ou Airbnb ont bâti leur réussite.
Mais ce troc numérisé, informatisé, n'est pas aussi idyllique qu'il y paraît au premier abord. L'économiste belge Michel Bauwens qui a créé une fondation pour les alternatives P2P affirme dans un article du « Monde »(1): « Uber et Airbnb n'ont rien à voir avec l'économie de partage », et il ajoute : « il s'agit plutôt d'une mise sur le marché de ressources qui jusque-là n'étaient pas utilisées. (…) C'est le morcellement du travail, la mise en concurrence entre les travailleurs pour obtenir un service, sans qu'ils aient accès à ce service, ce bien commun, en l'occurrence l'algorithme contrôlé par la firme. Cela entraîne des déséquilibres et avec eux la précarité. Quand

Uber s'installe à Paris les profits vont à ses actionnaires de la Silicon Valley.
Ces entreprises sont compétitives, car elles concurrencent les hôteliers et les taxis en parasitant l'infrastructure déjà existante. Elles n'ont pas à investir dans la construction d'automobiles ou d'hôtels. Cela leur donne un énorme avantage, car elles captent une plus-value du fait de cette efficacité (...) C'est un tournant dans l'histoire car c'est la première fois qu'une agrégation d'individus peut constituer de tels réseaux et contourner des institutions puissantes. Ce phénomène est pour le moment dominé par l'économie politique du capitalisme. Chez Uber ou Airbnb rien n'est partagé. ». Ce que confirme l'économiste Charles-Antoine Schwerer lorsqu'il écrit dans « la Tribune » (2): «(ces entreprises) s'inscrivent dans la continuité historique du capitalisme : une innovation technologique fait émerger de nouveaux services qui étendent la sphère marchande à des îlots de gratuité et d'informalité ; (elles) ont étendu, simplifié et monétisé l'auto-stop, l'échange de logements et le partage de conduites. D'informelles et marginales ces pratiques ont accédé à l'ampleur d'un marché, et impliquent désormais une transaction financière. »

Pour certains il s'agit d'un changement historique, qui permet par l'immédiateté et la puissance de la transmission des données informatiques, de se libérer des intermédiaires réglementaires ou administratifs traditionnels vécus comme contraignants et souvent onéreux .

De nombreux autres secteurs comme la restauration, l'édition littéraire (avec Amazon) les métiers juridiques ou les banques, pour ne citer que quelques exemples, sont ubérisés ou en voie de l'être, et des entrepreneurs ont créé « l'Observatoire de l'ubérisation » afin de promouvoir ce mode de fonctionnement, et proposer des pistes de réflexion autour de la réforme du code du travail, de l'évolution du droit, et du dialogue social que cette transformation ne manquera pas de générer, car tous les services proposés par ces sociétés qui bouleversent les schémas traditionnels ne sont que la partie émergée de l'iceberg.

En effet si l'on veut pouvoir appliquer ce mode de fonctionnement aux principaux secteurs d'activité, il faudra inventer un nouveau système sociétal, modifier les règles fiscales, et revoir les bases du dialogue social car, l'ubérisation telle qu'elle est proposée actuellement, est difficilement compatible avec les règles qui déterminent le fonctionnement de notre société.

Les partisans de l'ubérisation proposent de réformer la société afin de pouvoir imposer leur mode de fonctionnement sans les contraintes légales actuelles, et ils ne considèrent le monde qu'à travers le prisme de leurs nouveaux modèle social.

L'uberisation a permis de modifier le fonctionnement de certains secteurs économiques en en simplifiant les règles, mais est-ce pour autant qu'il faut modifier les fondements de notre société afin qu'elle s'adapte plus facilement à ce type de fonctionnement ?

Cela semble évident pour certains utopistes (dont la culture hors-sol leur permet de rêver à un univers digne du « meilleur de mondes » d'Aldous Huxley), qui voient dans l'ubérisation de la société le premier maillon d'une modification radicale de celle-ci, afin que le monde ne soit plus qu'un vaste marché uniforme débarrassé des contraintes réglementaires locales, où puisse s'exprimer en toute liberté l'expansionnisme dévastateur de firmes, censées apporter des améliorations à des modèles économiques existants, mais dont l'intérêt n'est en réalité que financier.

Mais il ne faut pas jeter le bébé avec l'eau du bain et, on peut considérer que dans un certain nombre de cas, l'ubérisation d'un secteur économique a permis une modernisation positive qui aurait sans doute eu du mal à s'effectuer sans cette petite révolution, de même que certaines activités dites historiques sont amenées à disparaître et l'ubérisation ne fait qu'anticiper leur fin.

Alors, on peut déjà se poser quelques questions :

— La société doit-elle se transformer radicalement pour s'adapter à ce mode de fonctionnement ? À l'inverse doit-on le refuser et souvent privilégier des intérêts corporatistes ?

— Peut-on ne conserver de l'uberisation que certains de ses aspects innovants, ceux qui sont les plus positifs pour notre société, sans nécessairement adopter le « pack » complet ?

Il est vraisemblable que la solution viendra d'un compromis.

N'étant ni économiste ni sociologue, je me garderai bien d'avoir un avis tranché sur le sujet, néanmoins, j'aimerais essayer d'envisager comment le monde médical peut réagir à ce mode de fonctionnement, car à l'évidence il ne saurait y échapper.

On connaît déjà les plates-formes téléphoniques chargées de prendre les rendez-vous chez le médecin, et le cas échéant de vous aiguiller vers un autre praticien, si celui que vous avez sélectionné ne peut vous recevoir. Il est très possible que dans un proche avenir ces plate-formes, où une opératrice vous répond, soient remplacées par un logiciel chargé d'effectuer la même démarche, cela n'altérera pas la relation médecin-patient, seuls les cabinets de secrétariat médical en pâtiront.

Pour l’instant ces plate-formes sont au service du médecin abonné, mais le rapport de force peut s’inverser rapidement. Elles peuvent devenir des lieux de passage privilégiés pour des malades désireux d’obtenir rapidement une consultation auprès de n’importe lequel des médecins inscrits dans leur organigramme. La facilité d’accès primant alors sur le choix du praticien.

Nous ne pourrons pas éviter que cette médecine de dépannage s’organise pour offrir une réponse adaptée à la demande urgente, ou pressée, de certains malades. Les médecins l’ont déjà en partie abandonnée, et les services d’urgence croulent sous les demandes de ce type.

Mais ce qui est envisageable pour la médecine de dépannage ne saurait l’être pour la médecine d’écoute et de consultation, celle où le patient a un lien étroit et choisi avec son thérapeute, alors les médecins devront rester vigilants, car les concepteurs de logiciels désirent aller plus loin.

On invente des logiciels qui permettent à l'aide d'un simple smartphone de taper ses symptômes pour obtenir un diagnostic et des conseils thérapeutiques, court-circuitant ainsi la consultation médicale. La circulation du savoir et de l'information passe désormais par des canaux qui n'existaient pas autrefois.

Il est très facile d’aller chercher des informations sur Internet. Ces nouvelles façons de partager un savoir peuvent remettre en cause le dialogue médecin-malade. Relation initialement basée sur la confiance, car le médecin est celui qui sait, mais avec les nouvelles possibilités qu’offre la recherche sur Internet le patient peut-être amené à croire qu’il en sait suffisamment, pour court-circuiter l’avis du praticien, ce qui peut entraîner de graves erreurs de diagnostic, ou de traitement.

-Ai-je besoin de consulter? S'agit-il d'une affection bénigne que je peux traiter moi-même ?

C'est ce que proposent déjà des sociétés telles que « Visiomed group » spécialisée dans l'électronique médicale, avec son application « Bewell-connect » qu'elle définit comme étant un « service de santé augmenté ». Cette application moyennant un abonnement mensuel d'environ 20 € propose une consultation médicale virtuelle, qui à la suite d'un questionnaire, vous indique le niveau de gravité et d'urgence où vous vous situez, l'attitude à adopter, et si nécessaire vous propose la recherche d'un médecin 7 jours/7, 24 h/24, n'importe où dans le monde. D'autres, comme le groupe AXA ont mis en place un service de téléconsultation médicale, avec médecin au bout du fil et envoi d'une ordonnance si nécessaire. Cela peut éventuellement paraître séduisant, malheureusement tout n'est pas aussi simple.

Autoriser l'accès à son dossier médical à des sociétés ayant par ailleurs la charge d'assurer pécuniairement les frais de votre santé, présente certains dangers comme le note le journaliste et consultant-santé Philippe Rollandin (3) : « ..l'assureur se donne ainsi les moyens de recueillir une masse considérable d'informations sur eux (les malades) qu'il pourra relier, le jour venu, à leur génome séquencé, et avoir ainsi la capacité de lier les garanties du contrat au respect de conseils santé..»
De plus l'établissement d'un diagnostic se base sur la valorisation des symptômes que décrit le malade spontanément, mais aussi sur ceux que le praticien va rechercher par un questionnement adapté. Ensuite, c'est par l'examen physique du malade que le médecin va compléter son recueil de données (et éventuellement prescrire des examens complémentaires), avant

d'envisager un diagnostic et un traitement. Simplifier cette procédure peut entraîner de graves erreurs, mais il n'est pas impossible que dans quelque temps cette application se développe chez les possesseurs d'un smartphone. Son usage risque être favorisé par la difficulté qu'il y a maintenant (à cause du manque de médecins) à trouver un praticien disponible pour vous recevoir rapidement. Ainsi une affection bénigne au départ, si elle est mal traitée peut devenir grave, et lorsque le malade consultera, nécessiter une thérapeutique lourde qu'on aurait pu éviter au début de l'affection.

Cette possibilité de court-circuiter la consultation médicale pour faire « plus simple et plus rapide » risque également entraîner le malade vers des circuits parallèles, hélas non sécurisés. C'est ainsi qu'on voit de plus en plus éclore des cabinets de « coachs de santé », qui s'estiment suffisamment savants pour proposer des thérapeutiques, parfois farfelues (bien sur sans aucun diagnostic valable), pouvant mettre réellement en péril la santé de certains malades.

Ce n'est qu'une question de temps, affirment certains, l'intelligence artificielle va faire de tels progrès qu'on pourra à terme se passer de médecin, établir un diagnostic et un traitement à l'aide des données recueillies par l'interrogatoire, et des capteurs externes, voire éventuellement même implantés à l'intérieur du corps, comme cela existe déjà chez certains individus « branchés » où des puces électroniques sous cutanées permettent la reconnaissance ou le paiement sans contact .

Bien sûr, en théorie cela sera possible, mais on oublie que l'humain est variable, et la norme peut-être différente d'un individu à l'autre. Les algorithmes chargés de veiller sur notre santé se réfèrent à des données standards statistiquement validées, établies à partir d'un panel d'individus censés représenter la norme ; mais qu'en sera-t-il pour ceux qui seront de part et d'autre de cette courbe de Gauss, en raison d'une particularité génétique, d'une influence environnementale inhabituelle, ou tout simplement de leur âge ?

Faudra-t-il les exclure du champ de la thérapeutique moderne, sous le prétexte qu'il s'agit d'individus risquant développer des effets secondaires indésirables, pouvant éventuellement donner lieu à un dédommagement ?

Faudra-t-il refuser les soins à tous ceux dont le rapport « bénéfice/risque/coût » serait jugé défavorable par la machine ?

Si sous couvert de scientisme, nous décidons de confier notre santé à des automates, nous acceptons une relation qui exclue toute empathie, toute chaleur humaine, cela même qui en agrémentant les relations inter-individuelles, permet souvent d'atténuer la douleur et la souffrance.

Même si dans certains domaines, la machine peut se révéler supérieure à l'homme, il faudra veiller a ce qu'elle ne le remplace pas dans toutes les disciplines qui traitent de l'humain, et tout particulièrement en médecine, car là où la machine ne peut qu'apporter une réponse technique, même très pertinente, le médecin peut apporter une réponse humanisée parfaitement adaptée au cas du malade, prenant en compte, non seulement son problème pathologique, mais aussi tout son environnement moral, familial, culturel et social, quitte à ce que cette réponse perde un peu de sa pertinence en osant s'éloigner du consensus thérapeutique, car il faut espérer que le rôle du médecin ne se résumera pas à celui d'un technicien uniquement capable d'interpréter un arbre décisionnel anonyme.

Les machines savent déjà le faire !

Le transhumanisme : le médecin ne sera-t-il plus qu'un technicien chargé de la maintenance ?

À l'aide de potions, de pilules d'orthèses, de prothèses, ou de greffes, le thérapeute a toujours essayé de réparer les dysfonctionnements du corps et de l'esprit afin que le patient retrouve des conditions de vie « normales », c'est-à-dire identiques à celles qu'il avait avant de tomber malade, et recouvre la santé que l'O.M.S. définit comme étant un état de bien être physique et moral.

Où situer l'état de maladie ? Et à partir de quand s'écarte-t-on suffisamment de la norme pour entrer dans ce qu'il est convenu d'appeler la pathologie ? Ce critère varie en fonction des sociétés et de leur histoire.

Un déficit en hormone de croissance entraînant un pseudo-nanisme est maintenant considéré comme pathologique, donc pouvant faire l'objet d'un traitement, alors qu'il y a quelques dizaines d'années ce trouble de la croissance était considéré comme un aléa marginal, une fatalité. Ce qui en a fait une pathologie, c'est la découverte et l'usage

d’un médicament permettant d’y remédier. Dans ce cas, c’est l'apparition d'une solution (thérapeutique) qui rend pathologique un état jusque-là « toléré » dans la norme.
Dans d’autres cas, la pathologie existe, elle est connue, mais nous n'avons pas de solution satisfaisante pour y remédier, et il faut attendre la découverte d'une technique ou d'un produit innovant qui va permettre de banaliser cette affection, de la rendre curable, pour ne plus en faire une fatalité ; c’est ce que l'on a observé avec la découverte des antibiotiques qui ont permis de traiter la plupart des infections jusque-là considérées comme mortelles, ou dans un autre domaine, la généralisation de la pose de prothèse de hanche qui permet à des gens autrefois condamné à une lente et inexorable ankylose, de retrouver une mobilité normale. Ce qui était considéré comme une fatalité ou une usure « normale » est devenu curable, donc pathologique.

En psychiatrie, la dernière édition du manuel statistique et diagnostique des troubles mentaux, la bible des psychiatres, le DSM-V sorti en 2013 (1), propose de classer comme pathologique le deuil, identifié comme épisode de dépression majeur, la colère, classée comme trouble de dérégulation dit d’humeur explosive, et même la gourmandise qui se transforme en hyperphagie boulimique. Ces états de « mal-être » deviennent des pathologies identifiables alors que jusque-là il s’agissait de manifestations en marge de la norme.
Les normes varient avec le temps, les mœurs et l'apparition de nouvelles techniques thérapeutiques qui les font évoluer.

Depuis quelques années nous assistons à une véritable révolution dans les techno-sciences avec l'apparition des nanotechnologies (N), des biotechnologies (B), de

l'informatique (I), et de l'intelligence artificielle ou cognitivisme (C) qu'on regroupe sous le terme de NBIC pour plus de commodité. Ces nouvelles technologies vont entraîner des révolutions thérapeutiques :
les nanosciences, par l'approche moléculaire ou atomique qu'elles permettent d'avoir dans certaines manipulations, les biotechnologies en permettant d'intervenir sur les cellules souches ou sur nos molécules d'ADN, pour en extraire certains éléments où en ajouter d'autres, grâce en particulier à la technique du CRISPR-Cas 9 (2), l'informatique, qui par l'immensité des données (big Data) qu'elle engrange, trie et recoupe entre elles, permet d'effectuer des propositions jusque-là ignorées, et enfin l'intelligence artificielle ou cognitivisme, qui consiste à confier à un ordinateur des initiatives dites intelligentes susceptibles de dépasser celles de l'homme, estiment certains.
Nous sommes loin de l'entorse de cheville, de la bronchite, ou de la gastro-entérite, qui pour l'instant encore, occupe une bonne partie du quotidien du médecin, mais peut-être plus pour très longtemps.
Beaucoup de ces pathologies pourront être traitées à distance, par des automates ou encore mieux, évitées grâce aux progrès effectués dans les NBIC.
C'est ce que pensent les responsables de sociétés comme Google, Apple, Facebook, Amazon, Microsoft et IBM, qu'on regroupe pour plus de facilité sous le nom de GAFAMI , ou leurs concurrents chinois les BATX, qui estiment que la médecine thérapeutique évolue vers une augmentation des capacités de l'humain, qui entraînera une augmentation de sa longévité, et vers une lutte contre les anomalies génétiques responsables de pathologies (dont les critères d'évaluation sont en évolution constante).
Ces sociétés ont décidé d'investir des sommes colossales dans des instituts de recherche, comme la société Calico

créé par Google, ou la Singularity University, pour ne citer que les plus connues, afin de développer des techniques permettant de se débarrasser de la maladie, de la vieillesse, et éventuellement de la mort.
A l'université de San Diègo, les chercheurs du Salk Institute (3) sont récemment parvenus à créer un embryon chimérique cochon-homme résultat de technologies de pointe combinant la culture de cellules souches et des techniques de modification génétique.
Grâce à la technique « CRISPR cas9 » qui consiste à remplacer un morceau d'ADN par un autre, on peut assez facilement introduire un fragment d'ADN humain dans la chaîne d'acides nucléiques d'une autre espèce, puis en manipulant les cellules souches, les scientifiques essaient de produire des organes compatibles avec l'organisme humain, dans le corps d'un animal destiné à être sacrifié ensuite .
Différentes expériences ont déjà été réalisées. Des cœurs de porc génétiquement modifiés auraient duré deux ans et demi après avoir été transplantés chez des babouins.
Mais en voulant créer des cœurs, des foies ou des pancréas humainement compatibles chez des porcs, nous risquons aussi de les doter de neurones humains, donc d'un cerveau hybride, mi-homme mi-cochon ! Où sont les limites ? Qui va fixer les bornes à ne pas dépasser ?
Les autorités de santé américaines ont imposé un moratoire et le NIH (National Institute of Health) a décidé en 2015 de ne plus financer (pour l'instant) ce type de travaux, et de les soumettre à un comité d'éthique. Cependant l'armée américaine en finance certains et il est probable que les chercheurs trouveront auprès de ceux que le transhumanisme fascine, des sources de financement privées pour mener à bien leurs expériences quel que soit le cadre légal.

De telles avancées scientifiques ne pouvaient que susciter l'apparition de courants de pensée : les bio-conservateurs, pour qui il faut mettre le vivant à l'abri des manipulations techno-scientifiques, et ceux pour qui le pouvoir des sciences et des techniques ne peut faire que le bonheur de l'homme, qu'on regroupe sous le terme de transhumanistes.

Le transhumanisme pour Gilbert Hottois (4) se définit comme étant "un mouvement philosophique et culturel soucieux de promouvoir des modalités responsables d'utilisation des technologies en vue d'améliorer les capacités humaines et d'accroître l'étendue de l'épanouissement humain ». Certains même n'hésitent pas à aller plus loin et à parler de post-humanisme pour définir des entités artificielles surhumaines et non humaines susceptibles de succéder à l'espèce de l'homo sapiens.

Cette dynamique qui tend à l'augmentation des capacités humaines par manipulation génétique ou par ajout d'éléments étrangers, et très engagée, et suscite la réflexion de nombreux scientifiques comme Guy Vallancien (5), et philosophes comme Luc Ferry (6), ou Jean-Michel Besnier (7) qui écrit:"le scandale du post-humanisme survient lorsque s'impose l'idée que la transformation du corps, autorisée par la puissance biotechnique, risque de transformer l'esprit dans des proportions que l'éducation seule n'a jamais pu imaginer et ce de manière irréversible." et il ajoute: "s'il n'y a plus de différence de nature entre l'homme, l'animal et la machine, mais de simples différences de degrés entre des organisations plus ou moins complexes et si l'intelligence est capable d'habiter peu ou prou chacun des niveaux de ces organisations alors l'affirmation d'une identité qui séparera le même d'un autre apparaîtra arbitraire et violente".

Si les hommes se mécanisent est s'informatisent de plus en plus, et si les machines s'humanisent de plus en plus, la frontière entre les deux va devenir floue, au point que certains ont déjà posé le problème juridique des droits et de la responsabilité des robots.

Les bienfaits de cette médecine connectée seront sans doute immenses, mais ils porteront essentiellement sur la mécanique corporelle, et vraisemblablement pas avant longtemps sur l'esprit.
Lors de la mise en place d'un organe neuf ou de la modification importante d'un code génétique, comment réagira l'ensemble des tissus à ces modifications ? Car l'organisme humain est une entité. On peut espérer en tirer bénéfice, mais on peut aussi envisager le pire: Un organisme bien réparé porteur de diverses prothèses biologiques servant de support à un centre de commande trop usé ou totalement dégradé par un état de démence. Car notre corps se dégrade doucement, les muscles, les os, les organes dits nobles, mais aussi le cerveau hélas, subissent l'usure du temps. Les connexions neuronales sont de moins en moins performantes au fur et à mesure que nous avançons en âge. A quoi servira un corps en parfait état de marche si nous ne pouvons le diriger et en jouir à notre guise?
Certes, les transhumanistes nous affirment qu'ils auront une réponse à cela, qu'ils seront aussi capables d'améliorer le cerveau et de limiter son vieillissement. Ils nous répareront comme notre voiture chez le garagiste, qui après avoir interrogé l'ordinateur de bord décide de changer telle ou telle pièce. Au niveau cérébral, on pourra peut-être changer, ou modifier un caractère génétique jugé

pathologique, mais qu'adviendra-t-il alors de l'acquis, responsable d'une part non négligeable de notre identité ?

On pourra décider de vivre dans un monde dans lequel nous serions plus ou moins parfaits, mais que deviendront alors nos émotions, nos désirs et nos peurs ?
Que penser aussi de cette société, qui devant l'ampleur des contingences économiques ou politiques que réclameront ces transformations, devra réserver ces avancées technologiques à un groupe d'élus? Dangers que relève le philosophe et économiste Francis Fukuyama (7) lorsqu'il écrit : « ...il est nécessaire de bien poser, dès le début, le principe qu'une communauté démocratique a l'autorité et le pouvoir de mettre la science au service des fins humaines, et non d'en être le maître ».
Souhaitons qu'il soit entendu, sinon le médecin sera remplacé par l'ingénieur qui évaluera les données du patient, recueillies à l'aide de bio-capteurs, en fonction des statistiques établies pour définir la norme.
Finie la consultation traditionnelle faite d'un entretien, d'une auscultation, d'une palpation qui créent un lien physique avec le malade, qui valorisent la relation médecin-patient, qui l'individualise, qui crée de l'empathie, de la compréhension, parfois même de la sympathie, toutes ces choses qui nous séparent des machines.

Est- ce vraiment ce que nous désirons ?

La science pour religion ?

Augmenter la durée de la vie pour vivre plus vieux et en bonne santé, si l'on excepte tous les problèmes sociaux que cela peut induire, semble être un but louable. Mais où seront les limites, qui va fixer les bornes à ne pas dépasser ? Le cadre légal des états sera vite dépassé, et il est probable qu'en l'absence d'une force éthique suffisante, nous ne puissions nous opposer aux excès de cette évolution.
Envisager de modifier durablement et profondément des fonctionnements biologiques issus de sélections et de mutations accumulées au fil des millénaires, présuppose une connaissance parfaite de la physiologie humaine et animale.
Le fait de savoir séquencer le génome humain, de savoir modifier des programmations génétiques, parce qu'il s'agit d'opérations infiniment complexes, peut donner l'impression à celui qui en maîtrise la technique, qu'il possède un pouvoir suffisant pour s'affranchir des lois

naturelles. La connaissance en matière de physiologie et de génétique a fait de grands progrès depuis quelques dizaines d'années, mais la vie animale ne se résume pas uniquement au fonctionnement robotisé de réactions physico-chimiques programmées par une code génétique tenant lieu de logiciel d'exploitation.

Tenter des expériences nouvelles peut être source de progrès bénéfique pour l'humanité, mais cela peut aussi être une avancée néfaste dont les conséquences sont totalement imprévisibles aujourd'hui.
Certes, les experts (autoproclamés ?) choisis pour défendre ces positions, sont bien sûr optimistes sur l'avenir de l'humanité modifiée, mais on peut sûrement en trouver autant qui soient d'un avis contraire.
Nous ne sommes qu'un des éléments de l'immense ensemble de ce qu'on pourrait appeler le monde du vivant, faute d'un terme plus adapté pour signifier que nous participons, à notre faible échelle (et c'est pour cela que la disparition de l'homme de la surface terrestre n'entraînera sans doute pas de grandes modifications cosmiques), à cet équilibre énergétique où se côtoient des notions de masse, d'espace et de temps, dont on sait maintenant que chaque élément est interdépendant l'un de l'autre.

Penser que nous en savons assez pour envisager qu'une modification profonde du fonctionnement humain ne peut être que bénéfique, semble hautement présomptueux.
Même si nous commençons à mieux connaître le fonctionnement cellulaire grâce au décryptage de l'ADN, nous ignorons encore bien des facteurs (échanges ioniques, modifications de charge électrique, variations électromagnétiques…) qui viennent influencer la codification génétique moléculaire.

Nous commençons à peine à explorer cet univers fabuleux, que déjà nous essayons d'en tirer des conclusions afin de satisfaire ceux qui rêvent d'établir leur pouvoir sur le vivant.

Ce désir de domination participera-t-il à l'avènement d'une nouvelle religion, ou s'appuiera-t-il sur des idéaux déistes existants, susceptibles d'accepter ces transformations ?

Car l'homme est ainsi fait qu'il a besoin de croire, croire en l'au-delà, en une puissance universelle, un système établi, en je ne sais quelle idéologie, pourvu qu'elle dépasse son entendement et qu'elle fasse vibrer en lui ce besoin de transcendance qui l'éloigne du néant pour lui faire espérer l'infini.

Ce désir transcendantal, qui se satisfait mal des religions dont les efforts de démocratisation ont abouti à la perte de l'essentiel de leur caractère sacré, se portera tout naturellement vers des croyances plus structurées, religieuses ou laïques, pourvu qu'il y ait un enfer et un paradis, un empire du bien et un empire du mal, un domaine de l'ignorance et un du savoir.

Cette foi en un monde meilleur où chacun voudra accéder, impliquera, ne serait-ce que pour des raisons économiques ou politiques, un peuple de « laissés-pour-compte » et un peuple d'élus, les seuls à bénéficier des bienfaits de la science érigée en Dieu tout-puissant.

Cette dérive évolutive vers un transhumanisme glorieux qui tente certains, semble procéder davantage de croyances dogmatiques en un être suprême, qu'en l'application raisonnée de techniques innovantes. Penser qu'on peut dépasser le fonctionnement physiologique ancestral par l'application à l'homme de techniques issues, entre autres de l'intelligence artificielle, ne peut être crédible que si on accorde à cette thèse une foi aveugle

dans les possibilités de la science, et qu'on occulte (volontairement ou non) par orgueil ou par fatuité, le fait que toute avancée scientifique ouvre la porte sur de nombreux domaines inexplorés, car jusque-là inaccessibles, qui souvent nous font prendre conscience de nos erreurs et de l'étendue de notre ignorance.
N'ayant pas fini d'explorer la partie émergée de l'iceberg, ne sous-estimons pas ce que pourra nous apprendre la connaissance de la partie immergée, qui vraisemblablement nous obligera à resituer l'homme dans son environnement, spatial et temporel, pour étudier l'intimité de ses interactions avec le milieu.
Tous les progrès que nous avons faits jusqu'à ce jour dans la découverte du génome, dans les échanges moléculaires qui coordonnent la vie cellulaire, ou le formidable gain de puissance enregistré dans la conception des ordinateurs, ne doivent pas nous faire oublier nos domaines d'ignorance.

Revenons dans le quotidien de la pratique médicale pour en extraire un exemple : De nombreux médecins utilisent l'homéopathie ou l'acupuncture pour soigner leurs malades. Ces derniers en tirent profit et les praticiens constatent les effets bénéfiques de ces thérapeutiques, même si elles sont plus aléatoires et moins précises que l'allopathie. Or, même si nous pouvons en constater les effets, nous ne savons pas encore les expliquer :
— En homéopathie, pourquoi le corps réagit-il à un message, véhiculé par des petites granules de sucre, spécifique de la substance initiale qui a codé le substrat?
— Comment cette substance peut-elle coder le substrat de manière suffisamment spécifique, pour qu'il puisse déclencher ensuite dans le corps la réaction souhaitée, alors que dans les hautes dilutions, nous savons que la substance initiale a disparu?

— Comment les acupuncteurs en piquant des points bien précis de l'épiderme, peuvent-ils déclencher une action curatrice à distance, dans l'organisme?

Modification des réseaux énergétiques nous disent-ils, soit, mais de quelle énergie s'agit-il ?

Pour l'instant, et parce qu'on ne peut expliquer ces phénomènes, certains les nient, prétendant qu'il ne s'agit dans ces cas-là que d'effet placebo.
Deux remarques s'imposent alors:
— Tout d'abord, que ces détracteurs commencent à apprendre ces thérapeutiques avant d'émettre des avis à leur sujet.
— Ensuite il faut rappeler que l'effet placebo présent dans toute thérapeutique, même allopathique, est très mal connu. Nous pouvons en noter les effets, mais sommes incapables d'en expliquer le fonctionnement de manière précise.
Quels sont les mécanismes que met en jeu cette autosuggestion inconsciente ? Par quels médiateurs agissent-ils sur le métabolisme cellulaire? À quels critères obéissons-nous pour initier ces phénomènes ?

J'ai cité ces quelques exemples tirés du quotidien, pour rappeler que la rapidité avec laquelle nous avançons dans la connaissance du vivant, ne doit pas nous faire oublier l'immensité de nos lacunes, car la connaissance, loin de répondre à toutes nos questions, permet au moins de s'en poser de nouvelles.

Alors méfions-nous, dans notre pratique médicale, de ceux qui prétendent pouvoir bientôt résoudre tous les problèmes de notre fragile condition physique, grâce au savoir qu'ils auront introduit dans leurs machines.

Vouloir changer l’être humain, transformer le vivant pour en faire une chimère dotée de performances exceptionnelles hors du commun, risque tenter des esprits frustrés qui voient dans ces réalisations l'aboutissement de leurs rêves insatisfaits et l’épanouissement d’un orgueil sans limites.

Mais ils ne sont pas encore assez savants pour qu’on puisse leur faire confiance.

Les revers de la médaille

Il y a déjà quelques années les scientifiques avaient découvert que l'eau de certains fleuves contenait un taux anormal d'hormones femelles, entraînant des mutations sexuelles chez les poissons. Ils attribuaient cette présence anormale d'hormones au fait que celles contenues dans les pilules contraceptives ou utilisées à des fins thérapeutiques, n'était pas éliminées par les stations d'épuration, et se retrouvaient ainsi dans les eaux du fleuve (et sans doute dans les eaux de boisson issues de ces eaux fluviales). On découvrit également que certaines substances chimiques, ou végétales (soja par exemple), avaient des vertus hormonales pouvant altérer le fonctionnement du vivant en mimant certaines hormones, ou en modifiant leur fonctionnement, entraînant des troubles métaboliques, et de la fertilité.

C'est ainsi qu'on a pu mettre en évidence différentes molécules qui modifient le fonctionnement hormonal, tel que le parabène, les phtalates, et le bisphénol A (aujourd'hui interdit dans les produits alimentaires) pour ne citer que les plus connus. Ces perturbateurs endocriniens sont présents dans de nombreux produits utilisés dans la vie courante : emballages plastiques, détergents, pesticides, produits cosmétiques, produits agricoles, ou molécules utilisées à des fins thérapeutiques mais dont les résidus se retrouvent dans les eaux de boisson.

Leur effet sur la santé est difficile à évaluer de manière précise en raison de la multiplicité des substances concernées, des différentes voies de pénétration dans le corps, et de la faiblesse des doses ingérées à chaque exposition. Cependant en recoupant différentes études, les chercheurs possèdent maintenant suffisamment de recul pour affirmer la nocivité de ces substances sur la santé humaine et animale.

Il fallut attendre 2015 pour que le gouvernement interdise la présence de bisphénol A dans les contenants alimentaires (entre autres les biberons !). Hélas il existe de nombreux autres produits qui polluent notre alimentation ainsi que l'air que nous respirons et dont les effets délétères n'apparaîtront au grand jour que dans quelques années

Dans un récent article (1) un gynécologue-obstétricien, le Professeur F. Oliviennes, nous apprend que depuis quelques années les médecins impliqués dans le traitement de l'infertilité, qui voient de plus en plus de femmes jeunes ayant une fonction ovarienne altérée, pensent que cette dégradation de la fertilité est liée à l'exposition à des facteurs externes qui modifient le fonctionnement ovarien.

Même si le lien avec les perturbateurs endocriniens ne peut être formellement établi, du fait même de la multiplicité des sources possibles et des faibles doses constamment ingérées mais difficilement quantifiables, il est probable que ces produits sont en cause.

On connaît leur toxicité sur les ovocytes, or le stock de ces cellules n'est pas renouvelable. La femme naît avec un certain nombre d'ovocytes qui par la suite, à partir de la puberté, produiront chaque mois des ovules, mais ce stock ne peut pas être renouvelé, et s'il est détruit ou endommagé cela a des répercussions irréversibles sur les possibilités de fertilité de la femme.
Chez l'homme le processus est différent. Les perturbateurs endocriniens modifient la qualité du sperme et l'appauvrissent en spermatozoïdes, mais la production de gamètes mâles se fait en continu, à la demande, et contrairement à la femme l'homme n'a pas de stock préétabli. On a pu ainsi observer que les anomalies relevées dans le sperme de sujets exposés à des pesticides en milieu agricole, s'amélioraient après l'arrêt de l'exposition aux produits toxiques, ce qui confirme le rôle néfaste de ces produits.

Sur le site de l'autorité européenne de sécurité des aliments (2) on peut lire que l'agence, en collaboration avec l'agence européenne des produits chimiques (ECHA), a entamé des travaux pour définir un document d'orientation, afin de permettre l'identification des perturbateurs endocriniens. Cependant, divers pays, comme la France, la Suède et le Danemark, ainsi que l'ensemble des associations concernées, estiment déjà que cette réglementation sera insuffisante pour nous préserver suffisamment de ces toxiques. Quelques associations comme « Alerte médecins pesticides » essaient (avec de faibles moyens) de sensibiliser la population sur ce danger qui touche principalement les plus jeunes, les femmes enceintes et les nourrissons, mais en l'absence d'une réglementation internationale efficace toutes ces actions ne peuvent être que d'une portée limitée.

Début 2016 déjà, l'«UFC que choisir » avait effectué une enquête révélant la présence inquiétante de substances nocives dans 185 produits cosmétiques grand public. Triste bilan, mais en l'absence d'une réglementation stricte sur l'usage de ces composants toxiques, comment faire autrement, que demander aux consommateurs une vigilance accrue.
Mais les perturbateurs endocriniens ne sont hélas pas les seuls à être nocifs, la plupart des médicaments sont dangereux, même le paracétamol pourtant largement consommé, tout comme certains produits de phytothérapie qui pourraient être, à tort, considérés comme non toxiques car issus des plantes.
Ce travail d'information de l'opinion publique sur la dangerosité des médicaments, est une tâche difficile à mener, car elle ne trouve pas beaucoup de relais médiatiques une fois l'effet d'annonce passé.
La revue médicale « Prescrire » a publié en 2015 la liste de 71 médicaments dont "la balance bénéfice-risque est défavorable dans toutes les situations cliniques pour lesquelles ils sont autorisés". Cette revue est une des très rares publications médicales a ne pas être financée par les subsides publicitaires de l'industrie pharmaceutique, ce qui , espérons-le, doit lui permettre d'avoir une certaine liberté de jugement. C'est ainsi par exemple, que « Prescrire » dénonce parmi les médicaments peu efficaces mais avec des effets secondaires pouvant être dangereux , ceux qui pendant des années furent donnés pour lutter contre la maladie d'Alzheimer sans avoir d'action véritablement reconnue.

Mais il est cependant bien difficile d'avoir un avis tranché en matière d'effet thérapeutique car, l'efficacité d'un médicament peut varier d'un sujet à l'autre. Pourtant, il y a quelques années la sécurité sociale n'a pas hésité à dérembourser certains médicaments au prétexte qu'ils n'avaient pas fait la preuve de leur efficacité, privant ainsi ceux chez qui ils avaient un effet bénéfique de remboursement.

Est-ce pour autant que ces médicaments étaient totalement inefficaces voire inutiles ?
Bien sûr que non : le fait de ne pas avoir passé de test pour faire la preuve de son intelligence n'indique pas forcément que l'on est stupide !
Ces médicaments bénéficiaient d'une reconnaissance empirique du fait de leur ancienneté dans la pharmacopée, sans avoir pour autant passé les épreuves de sélection auxquelles sont soumis les nouveaux arrivants sur le marché. Ainsi certains laboratoires ont préféré renoncer à la procédure de validation compte tenu du prix de l'expérimentation, car, en plus, le déremboursement leur permettait d'avoir des prix libres, donc plus élevés.
La sécu y gagnait, les labos aussi, pas le consommateur !

Toutes les actions de sensibilisation du public sont des actions utiles et nécessaires, car elles agissent comme un contre-pouvoir face à l'industrie pharmaceutique, qui par le biais de la visite médicale et des subventions publicitaires qu'elle verse à la presse professionnelle, arrive à avoir le quasi-monopole de l'information en matière de thérapeutique.
Alors tant que le poids des lobbies industriels pèsera plus que celui des médecins sur nos décideurs, on ne pourra que se féliciter de ces initiatives .

L'industrie pharmaceutique a-t-elle une éthique ?

Au printemps 2016, l'association « Médecins du monde » a lancé une campagne de presse et une pétition en ligne pour inciter l'état à lutter plus activement contre le prix excessif de certains traitements (1). Cette campagne de presse, aux titres chocs, dont une large diffusion était prévue par voie d'affichage notamment dans le métro et les abribus, a été refusée par l'ensemble des réseaux d'afficheur, en raison des risques de réactions négatives de la part de l'industrie pharmaceutique, affirment les responsables de médecins du monde. Ce que réfutent, bien évidemment les représentants de ladite industrie, qui ont jugé cette campagne caricaturale et outrancière.
Cette anecdote (relativement peu commentée par la presse), révèle la mainmise de l'industrie pharmaceutique sur l'économie de la santé et sur l'information des médecins et du public. La presse professionnelle médicale, à deux ou trois exceptions près, est totalement subventionnée par les laboratoires pharmaceutiques, rien

d'étonnant donc à ce que les journaux et revues que reçoivent quotidiennement et gratuitement les médecins, ne mentionnent jamais les informations relatives à des sujets jugés sensibles.
De même, les grands débats sur la santé font rarement allusion au fait que la plupart des études auxquelles on se réfère pour en tirer des conclusions matière d'économie, ou des recommandations sanitaires, ont été réalisées par les laboratoires pharmaceutiques qui sont les seuls à pouvoir financer ces études de grande envergure pour lesquelles les labos de recherche publique n'ont pas de crédits suffisants. C'est ainsi, par exemple, que depuis 20 ans on a pu sensibiliser l'ensemble de la population, consommateurs, malades, médecins, au danger sans doute réel, mais très surestimé du cholestérol, afin de décliner toute une gamme de produits qui dépassent largement le cadre du médicament, (déjà extrêmement rentable), pour s'étendre à des produits dérivés dans le domaine de l'alimentation et sans aucun effet bénéfique pour le consommateur.
L'exemple du cholestérol est le plus typique mais loin d'être isolé, et de nombreuses campagnes, sous un prétexte altruiste de « santé publique », sont en réalité sous-tendues par des impératifs commerciaux afin d'introduire ou de relancer l'usage de médicaments sur un marché porteur.

Quant au prix des médicaments, ils ne reflètent que très partiellement le coût de la recherche, du développement et de la production. Les autorités sanitaires n'ayant pas de pouvoir suffisant pour imposer un « juste prix » aux médicaments, face aux contraintes financières ou sociales, préfèrent mettre en avant une alternative économique sans grand intérêt mais qui permet quelques économies de bouts de chandelle tout en culpabilisant le consommateur et les médecins : les génériques.

En réalité le prix d'un traitement est déterminé par ce qu'on estime que peuvent payer les consommateurs pour l'utiliser !

Début 2016, 110 médecins oncologues, et non des moindres (les professeurs Jean-Paul Vernant hématologue, Dominique Maraninchi ancien directeur de l'agence du médicament, Thierry Philip de l'institut Curie, Alexander Eggermont de Gustave Roussy, ou encore Patrice Viens, ou Alain Fischer) ont signé une tribune dans le Figaro (2), pour s'élever contre le coût toujours plus élevé des anticancéreux qu'ils estiment être sans justification réelle. Démarche à laquelle s'est associée la Ligue contre le cancer qui juge ces prix injustifiés et exorbitants.

« L'industrie pharmaceutique détermine ses prix en fonction de ce que le marché est prêt à payer » constate le professeur Vernant et selon les cancérologues signataires, le coût de ces médicaments n'est nullement justifié par leur investissement en recherche-développement, contrairement à ce qu'affirment les industriels du médicament, qui, pour justifier un prix aussi élevé, mettent également en avant le fait que certains traitements permettent de guérir des patients atteints de maladies chroniques, ce qui à long terme diminue les dépenses de santé. Cependant dans leur tribune, ces médecins estiment que même quand l'efficacité d'un médicament est majeure cela n'autorise pas de tels excès, et ils ajoutent « le prix des antituberculeux apparus au milieu du XXe siècle n'a heureusement pas été défini en fonction des années de sanatoriums et des morts évités ». Si l'on se place dans cette logique, où le prix du médicament est lié à sa performance, on pourrait aussi, pourquoi pas, concevoir comme le propose le professeur Freyer, que les frais de traitement soient remboursés par le laboratoire s'il n'est pas efficace !

La ligue contre le cancer, quant à elle, estime que le coût des médicaments pourrait être largement réduit, et cite comme exemple le prix du traitement de l'hépatite C par du Sophosbuvir, qui coûte 67 000 € aux États-Unis, 41 000 en France, 4000 en Thaïlande, et 700 en Égypte, ajoutant que le coût de revient du Sophosbuvir est estimé à seulement 150 € !

Certes le prix de revient ne prend pas en compte les frais de recherche et de développement qui furent nécessaires pour proposer cette molécule, mais il est peu probable qu'ils puissent justifier un tel écart de prix.

Nous sommes bien loin de l'image d'Épinal où l'on voyait un apothicaire fabriquer les médicaments prescrits par le médecin. En se substituant à l'apothicaire pour la fabrication des médicaments, l'industrie pharmaceutique a pris progressivement le contrôle du système, et par sa position dominante impose ses lois.

On peut comprendre que les industriels cherchent à tirer un profit maximum des médicaments « vedettes » pour financer des recherches qui ne sont pas toujours rentables, cependant si des mesures ne sont pas prises pour diminuer le coût de ces traitements, la sécurité sociale risque d'être obligée de dérembourser certains médicaments pourtant utiles, mais non vitaux, pour y faire face.

Les Anglais quant à eux, ont décidé de ne pas rembourser les traitements jugés trop coûteux par rapport à leur efficacité. Faudra-t-il en arriver là et oublier toute notion d'éthique en matière de soins pour ne retenir que des critères économiques ?

Ces arguments peuvent se comprendre et se justifier si l'on ne raisonne qu'avec des critères économiques mais l'industrie pharmaceutique s'adresse à la souffrance humaine (et elle sait nous le rappeler quand cela l'arrange), il serait nécessaire qu'elle en assume aussi le côté éthique.
Elle possède maintenant la quasi-totalité de la recherche pharmaceutique, et impose sa loi comme la grande distribution qui, par la position stratégique dominante qu'elle occupe sur le marché, peut imposer ses prix aux producteurs et aux acheteurs, et, lorsque le marché n'est pas suffisamment rentable on fait appel au contribuable, qui est mis à contribution pour aider l'industrie pharmaceutique à financer des recherches comme celles de nouveaux antibiotiques par exemple :

De plus en plus de bactéries sont résistantes aux antibiotiques. Cette résistance est très certainement due à un usage inapproprié dans beaucoup d'affections virales (où ils ne sont indispensables qu'en cas de surinfection ou de fragilité du malade), mais aussi à l'utilisation intensive qu'en font les éleveurs d'animaux en batterie. Dans le schéma actuel de lutte contre les infections, dont les antibiotiques sont l'arme quasi exclusive, cette situation devient préoccupante car depuis environ 20 ans, l'industrie pharmaceutique n'a mis sur le marché que très peu de nouvelles molécules capables de s'attaquer à ces bactéries résistantes.

On pourrait penser qu'on se heurte à une véritable difficulté scientifique, en réalité les difficultés sont autant d'ordre financier que scientifique. Le coût très onéreux de ces recherches permettrait de justifier l'aide publique si les

labos ne pouvaient en assurer eux-mêmes les frais, mais nous en sommes loin.
Les bénéfices colossaux engrangés par l'industrie pharmaceutique grâce à la vente des antibiotiques « tout venant » depuis plusieurs dizaines d'années, devrait leur permettre de couvrir largement les frais de recherche et développement pour de nouvelles molécules. Hélas, le marché prévu pour ces nouveaux antibiotiques est jugé à faible rendement et à haut risque, et ne saurait donc satisfaire les attentes des actionnaires.

C'est ainsi qu'en Europe fut très récemment créé le consortium « DRIVE- AB » (3), partenariat public-privé financé par l'Union européenne et les industries pharmaceutiques pour optimiser l'utilisation actuelle des antibiotiques existants, mais surtout pour relancer la recherche et le développement de ces nouvelles molécules, au marché restreint, en créant des modèles de financement nouveaux destinés à stimuler le développement de ces médicaments par l'industrie pharmaceutique. Car les laboratoires préfèrent développer des marchés très porteurs comme le diabète, le cholestérol, ou l'hypertension artérielle, plutôt qu'investir dans des recherches pourtant indispensables pour la santé humaine.

C'est pourtant au nom de cette recherche onéreuse que les labos justifient souvent le prix exorbitant de certains médicaments.

Les ruptures de stocks de médicaments dans les pharmacies sont de plus en plus fréquentes (4). Sensible dès 2008, ce problème devient préoccupant aujourd'hui, et l'agence nationale de sécurité du médicament (ANSM) estime que depuis cette date, le nombre de médicaments manquants a été multiplié par 10. En avril 2013, l'Académie de pharmacie (5) s'en est préoccupée, et a édité un rapport sur le sujet, considérant que les ruptures de stocks et d'approvisionnement des médicaments « étaient largement la conséquence de facteurs économiques mondiaux, conduisant soit à une rupture de disponibilité des médicaments chez le fabricant (rupture de stock), soit à une rupture dans la chaîne d'approvisionnement rendant momentanément impossible pour le pharmacien (…) de disposer du produit en vue de la délivrance au patient (rupture d'approvisionnement) », et fait quelques recommandations .

La lecture de ce rapport nous apprend également que 14 % des ruptures de stocks de médicaments auraient pour origine une difficulté d'approvisionnement en matières premières à usage pharmaceutique, car 60 à 80 % des matières actives sont fabriquées principalement en Inde et en Asie, contre 20 % il y a 30 ans, et qu'ainsi « par le jeu combiné de la mondialisation, de la crise économique et de l'augmentation des exigences réglementaires, on assiste à l'abandon de fabrication de matières actives à usage pharmaceutique tombées dans le domaine public, mais toujours très utiles à la santé publique ». Cependant si 14 % des ruptures de stocks sont liées à des difficultés d'approvisionnement en matières premières, on peut considérer que plus de 80 % sont donc liées soit à des problèmes de fabrication, (parfois), soit à des problèmes de distribution (le plus souvent).

D'après la plupart des observateurs, la pénurie de médicaments actuelle serait essentiellement due aux laboratoires fabricants qui limitent le nombre de boîtes livrées aux distributeurs, afin d'éviter qu'ils ne les revendent à l'étranger avec des marges supérieures à celles dont ils bénéficient en France, protégeant ainsi leur propre marché extérieur. Il ne s'agirait donc que d'une basse manœuvre commerciale destinée à enrichir les intermédiaires et les fournisseurs. Peu importe l'intérêt du malade !
Si l'on peut accepter de telles stratégies commerciales dans d'autres domaines économiques, il est difficile de l'accepter dans le domaine de la santé où la pénurie de certains médicaments peut nuire gravement au malade. Il est regrettable que dans le domaine de la santé la législation n'oblige pas l'industrie pharmaceutique à respecter certaines règles, et un minimum de déontologie auxquels sont astreints tous les autres professionnels. Sans doute faut-il y voir un effet de sa puissance qui lui permet de se jouer des règles que l'on impose aux autres .

Ne pouvant peser avec suffisamment d'efficacité sur les agissements des industriels de la santé, nos dirigeants (état, sécurité sociale) nous incitent à utiliser les médicaments génériques, et déremboursent des « petits » médicaments pourtant souvent utiles.
Mais, alors : quels sont les grands médicaments, (sous entendu utiles) ? Quels sont les petits médicaments, (sous entendu inutiles) ? Quels sont les médicaments dont la sécurité sociale doit prendre en charge le remboursement ? Qu'est-ce qu'un médicament utile ? Qu'est-ce qu'un médicament efficace ?

Nous avons tendance à un peu tout mélanger, à penser qu'efficacité est synonyme d'utilité, et à croire que ceux qui sont remboursés sont efficaces et utiles, et pas les autres.

Tous ces débats et discussions pourraient être évités si on définissait différemment le prix d'un médicament. Il faut savoir que son prix est fixé par une convention entre le fabricant et le comité économique des produits de santé (C.E.P.S.), où siègent des représentants du ministère, des caisses d'assurance-maladie et de la direction des entreprises. La négociation sur le prix d'un nouveau produit n'est pas uniquement liée à des considérations techniques et de santé publique, mais fait également intervenir les critères économiques que peut avancer l'industrie, comme la fermeture de sites de production, ou des licenciements si le prix est jugé insuffisant. On peut comprendre que des critères économiques entrent en jeu lors de ces négociations surtout lorsque ils sont destinés à maintenir des emplois, ou qu'ils font état de frais de recherche particulièrement onéreux. Il est cependant beaucoup plus difficile d'admettre que la même molécule puisse être vendue à des prix extrêmement différents (variant du simple au double !), selon le mode de conditionnement !
La logique voudrait qu'on rembourse le produit sur la base d'un prix fixé au milligramme ou au gramme, mais ce serait sans doute trop simple. Trop simple aussi sans doute, la possibilité pour le pharmacien de délivrer les médicaments au comprimé, comme cela se pratique dans d'autres pays sans nuire pour autant à la santé des malades, et non par boîte entière comme cela se pratique en France.

Quant aux médicaments génériques, il faut savoir qu'on en distingue différentes sortes: ceux qui sont des copies conformes de l'original (même molécule active, même galénique, même excipient) et ceux qui sont similaires à l'original (même molécule active mais excipient différent) et on peut également citer les médicaments assimilables (différents de l'original mais qui rendent même service thérapeutique) souvent placés dans le groupe des génériques. Le fait de regrouper sous une même appellation des produits qui peuvent être différents nuit à l'image de marque de ces médicaments, ne favorise pas leur diffusion, et permet de comprendre qu'il puisse y avoir parfois des différences d'action ou de tolérance entre le produit princeps et le produit générique.

L'industrie pharmaceutique, comme tout groupe industriel est soumis aux lois du marché, et doit faire face à des impératifs économiques, mais, étant donné son domaine d'activité, la santé humaine, on pourrait espérer que ses agissements répondent à une certaine éthique.

En août 2016 « Le Canard Enchaîné » a révélé une étude portant sur la nocivité de la *dépakine* chez les femmes enceintes. Cette étude fait état de problèmes graves :
- Le premier concerne la nocivité des médicaments et la difficulté qu'il y a à obtenir un rapport bénéfice-risque suffisamment argumenté pour pouvoir en tirer des conséquences sur le plan de la posologie et des contre-indications .
- Le second est la difficulté qu'il y a, une fois le risque connu ou supposé, pour modifier la réglementation en vigueur .

Dans le premier cas on se heurte aux exigences de la rigueur scientifique qui réclame des preuves et non des impressions ressenties avant de prendre position, dans le deuxième cas on se heurte au poids des impératifs financiers et commerciaux, face aux nécessités de santé publique qui procèdent souvent d'une autre logique.

La *dépakine*, ou valproate de sodium, est un médicament utilisé dans le traitement de l'épilepsie, et des troubles bipolaires, commercialisé par les laboratoires Sanofi en 1967 . Rapidement devenu un traitement de référence dans la prise en charge de l'épilepsie, il aurait permis de rapporter 405 millions d'euros à ce laboratoire en 2013. Cependant dès les années 80 des articles scientifiques ont commencé à montrer la nocivité du produit sur le fœtus, mais ce n'est qu'en 2006 que la notice à destination des médecins fut modifiée, déconseillant son usage chez les femmes enceintes, et il fallut attendre 2010 pour que soient clairement exprimés cette fois-ci, des risques de malformation du fœtus ainsi que des troubles du développement et des troubles autistiques chez l'enfant. Pourtant d'après l'association « Apesac » (6), qui regroupe les parents des victimes : « le laboratoire avait les moyens de savoir que la grossesse était une contre-indication absolue pour ce médicament dès la fin des années 80 et avait le devoir d'en informer les patients", ce que réfute bien sûr le laboratoire.

Les médecins étaient-ils réellement informés de ces dangers ? Difficile à affirmer avant 2006. Mais ensuite, l'étude révèle que ce serait encore 10 000 femmes enceintes qui ont pris de la dépakine entre 2007 et 2014. Alors pourquoi ? Le valproate de sodium est un produit très efficace et difficilement substituable chez les patients qui en prennent, ce qui explique sans doute le nombre aussi élevé de victimes, d'autant que les contre-indications n'ont peut-être pas fait l'objet d'une publicité suffisante auprès des médecins, ce qui aurait dû être le rôle des agences officielles de surveillance et de réglementation des médicaments. On peut se demander, comme le font des membres de l'association « Apesac », pourquoi il fallut attendre 2014 pour lancer une véritable alerte auprès des médecins, puis 2015 pour demander aux femmes en âge de procréer et susceptible de prendre ce traitement, de signer un consentement les avertissant des risques.

Ce n'est pas le premier scandale, ni sans doute le dernier, qui touche l'industrie pharmaceutique, qui en l'absence d'un réel pouvoir de contrôle détenu par les autorités, peut imposer ses règles au mépris de toute morale.

Mais hélas les organismes de contrôle ne font pas vraiment le poids face à ces géants industriels. L'Agence Nationale de Sécurité du Médicament (ANSM) qui a succédé à l'AFSSAPS en 2012, n'a certes pas la tâche facile, et de l'aveu même du professeur Maraninchi lorsqu'il en prit la direction « c'est l'ensemble de la pharmacopée qu'il va falloir passer au crible d'études publiques indépendantes des industriels ». Ces études nécessitent d'énormes investissements.

Les médecins proposent, les politiques disposent. Ce n'est pourtant pas faute d'être informé. Dans un rapport effectué par deux sénatrices en 2006 (déjà) pour la commission des affaires sociales du Sénat, intitulé « Médicaments : restaurer la confiance », M-T Hermanges et A-M Payet écrivent : « … l'industrie, car elle seule peut en assurer le financement, contrôle la quasi-totalité des essais cliniques en définissant les critères et l'analyse des données ». Cette industrie contrôle aussi la quasi-totalité de l'information et de la formation post universitaire des médecins par lobbying direct ou indirect auprès des décideurs. De plus en adoptant le partenariat public-privé en matière d'études ou de campagnes de prévention, les organismes publics nationaux ou même internationaux comme l'OMS ont perdu en souveraineté, et l'objectivité de leurs études peut être mise en cause.

Ainsi à de rares exceptions près, la presse professionnelle distribuée gratuitement aux médecins, est totalement dépendante de l'industrie pharmaceutique par la publicité qu'elle génère. Comment espérer alors une information objective sur l'intérêt réel de nouveaux médicaments ou ses éventuels dangers ?

Depuis quelques années cependant, les médecins ont mis en place des formations médicales continues indépendantes, qui cohabitent avec les enseignements post universitaires organisés par les laboratoires, ce qui leur permet de diversifier un peu les sources d'information.

Mais nous sommes encore loin d'une véritable information libre et objective des médecins, et la grande majorité d'entre eux n'a d'autre source pour améliorer et mettre à jour ses connaissances, que l'information distribuée directement ou indirectement par les laboratoires.

Modifier cet état de fait n'est bien sûr pas impossible ; mais cela nécessite une prise de conscience des médecins qui doit commencer dès leurs études à l'université, afin de pouvoir ensuite forcer les autorités à prendre les décisions qui s'imposent, ce qui, étant donné les intérêts en jeu, relève des travaux d'Hercule. Sinon les médecins prennent le risque de devenir de plus en plus les complices involontaires d'une industrie qui obéit plus à des impératifs de marché, qu'aux besoins réels de la population en matière de santé.

Antibiotiques : Les nuisances de l'excès

L'OMS dans un rapport publié le 30 avril 2014 a dénoncé la difficulté des antibiotiques à traiter de plus en plus d'infections dans le monde. Pourtant leur arrivée dans la thérapeutique fut une révolution : On ne mourait plus d'infection. Puis apparurent quelques échecs et l'on s'aperçut que les bactéries devenaient résistantes, par mutation ou par sélection naturelle. Les plus coriaces minoritaires jusque-là, avaient le champ libre pour se multiplier à souhait.
L'industrie pharmaceutique développa de nouvelles molécules et perfectionna celles issues du groupe initial des pénicillines, permettant ainsi de contourner les défenses des bactéries et de gagner à nouveau la partie. Mais progressivement de nouvelles résistances bactériennes sont apparues, et nous sommes aujourd'hui en présence de souches qui ont le champ libre pour se développer n'étant plus sensibles aux antibiotiques mis à notre disposition par l'industrie pharmaceutique.
Les affections liées à ces bactéries résistantes ne constituent pas encore la majorité des infections, heureusement, mais sont extrêmement graves et de plus en plus souvent mortelles.

La situation est devenue suffisamment préoccupante au niveau mondial pour que l'OMS se saisisse du problème et produise un rapport et des recommandations destinées à essayer d'éradiquer ces résistances.
Favoriser le bon usage des antibiotiques : pas d'usage systématique, adapter l'antibiotique à la souche, faire des traitements suffisamment longs, dépister les porteurs de souches résistantes afin de les isoler de les traiter, inciter les dirigeants à investir dans la recherche dans un domaine où l'industrie pharmaceutique semble marquer le pas en raison , d'après certains, d'un marché trop restreint, pour l'instant, pour justifier des investissements lourds .

Souhaitons que ces mesures aboutissent, mais elles seront peut-être insuffisantes si elles ne sont pas complétées par d'autres d'ordre plus général : Éviter les univers concentrationnaires qui font le jeu des épidémies que ce soit au niveau animal avec les élevages en batterie, grands pourvoyeurs d'épidémies et donc d'usage immodéré des antibiotiques, qu'au niveau humain ou la promiscuité (souvent hélas inévitable) accélère le processus de contamination et de sélection des germes. Peut-être faudra-t-il aussi revoir la conception même de nos hôpitaux qui sont de plus en plus centralisés et donc fragilisés en matière d'infectiologie,

Mais il serait nécessaire d'aller au-delà de ces recommandations, et envisager que les antibiotiques ne sont peut-être pas la seule arme contre les infections, et s'intéresser à d'autres moyens de lutte contre
les bactéries, comme le firent les pays d'Europe de l'est du temps de la guerre froide, où par manque d'antibiotiques ils développèrent la phagothérapie (usage de virus bactériophages) avec semble-t-il des résultats très encourageants.

Les résistances bactériennes aux antibiotiques et le développement des infections surtout nosocomiales, sont depuis longtemps évoqués dans le milieu médical.
Ce rapport de l'OMS permettra peut-être de stimuler une prise en charge globale, non plus uniquement médicale, de ce qui n'est pour l'instant qu'un problème, mais qui peut devenir un fléau au niveau mondial.

Des virus qui nous veulent du bien

Tout le monde a entendu parler des virus, ne serait-ce qu'a l'occasion des épidémies de grippe. Les virus sont des micro-organismes de taille infime, constitués d'acide nucléique et d'une capsule. À l'inverse des bactéries, les virus ne peuvent se développer seuls, et doivent pour cela parasiter une cellule dont ils vont détourner le métabolisme grâce à leur code génétique, afin de se reproduire en grand nombre.

Nous vivons en bon voisinage avec plusieurs milliers de virus et de bactéries sans que cela gêne notre vie quotidienne. Cette belle harmonie est rompue lorsque nous croisons un virus particulièrement agressif, ou lorsque certaines de nos défenses nous font défaut . Nous développons alors la maladie dont le virus est le vecteur, et il est possible aussi que certaines affections qui se développent sur le mode de micro épidémies, et qu'on attribue habituellement à la loi des séries, ne soient en réalité que l'expression de virus que l'on n'a pas encore identifiés.

Mais les virus n'ont pas qu'un aspect négatif ; on connaît déjà l'usage des virus bactériophages utilisés en phagothérapie pour lutter contre certaines affections bactériennes, thérapeutique qui pourrait s'avérer être une alternative aux antibiotiques lorsqu'on est en présence de bactéries qui leur sont résistantes.

On savait moins que des virus pouvaient également nous aider à lutter contre certaines formes de cancer.
Depuis plusieurs années des chercheurs ont développé cette thérapeutique, et un article publié en 2014 dans la publication de la Mayo Clinic aux Etats-Unis (1) révèle qu'ils ont obtenu une rémission totale de la maladie chez une femme atteinte d'un cancer métastasique (myélome) en lui administrant une dose massive du virus modifié de la rougeole, alors que toutes les autres thérapeutiques avaient échouées. L'article cite également le cas d'une seconde patiente atteinte elle aussi d'un myélome chez qui ce traitement a été essayé avec des résultats satisfaisants sans cependant atteindre une rémission totale.
En France l'équipe de Marc Grégoire, directeur de recherche à l'institut de recherche en santé de l'université de Nantes, en relation avec l'équipe du Dr. Tangy de l'institut Pasteur (2), travaille également sur cette thérapeutique utilisant des virus oncolytiques, et espère débuter bientôt, s'ils en ont les moyens financiers, des essais sur les patients atteints de mésothéliome ou d'autres cancers comme le mélanome ou le cancer du poumon.

C'est dans les années 70 qu'on avait remarqué que des patients atteints de leucémie s'amélioraient après avoir contracté la rougeole, mais il fallut attendre les années 2000 pour que les progrès de la génétique permettent de développer cet axe de recherche.
Les cellules cancéreuses possèdent à la surface de leur membrane une protéine, appelée CD 46, qui est considérée comme pouvant les protéger des attaques de notre système immunitaire, mais que le virus de la rougeole utilise pour pénétrer à l'intérieur de leur cytoplasme et les détruire.

Cette protéine étant présente en quantité très importante sur les cellules cancéreuses, le virus les détruit d'une manière quasiment sélective par rapport aux cellules normales qui en possèdent très peu. De plus en provoquant la mort des cellules tumorales les virus déclenchent dans l'organisme des fortes réactions immunitaires, qui viennent compléter leur action en détruisant les cellules cancéreuses dispersées dans le corps

Cette action des virus oncolytiques est connue depuis plusieurs années, mais cette publication d'une étude bien documentée sur le sujet, par la très renommée Mayo Clinic, devrait relancer les recherches et les essais sur ces thérapeutiques, car il faut bien reconnaître que même si nous avons fait d'importants progrès dans le traitement de certains types de cancer, nous sommes malheureusement encore très démunis dans le traitement de certains autres.

Les vaccins , contraindre ou convaincre ?

L'usage de la vaccine (variole bovine) pour protéger les humains de la variole fut découvert au XVIIIe siècle, en 1796, par l'anglais Edward Jener. Il fallut attendre presque un siècle pour que cette technique reprise par Pasteur, soit élargie à d'autres maladies et diffusée. C’est en 1885 que Pasteur met au point le premier vaccin contre la rage à partir d'une souche atténuée issue de cerveau d'animaux atteints. En hommage à Jener qui sut utiliser la vaccine pour lutter contre la variole, il inventera le mot de vaccin.
Une quarantaine d’années plus tard, en 1921, fut mis au point le BCG pour lutter contre la tuberculose, presque à la même époque en 1923 et 1924 on découvrit les vaccins contre le tétanos et la diphtérie ainsi que celui contre la fièvre jaune en 1927. Il fallut attendre 1954 pour avoir à notre disposition le vaccin antipoliomyélitique.

La vaccination consiste à stimuler notre système immunitaire en injectant dans l'organisme soit une forme atténuée de l’agent infectieux (vaccins vivants atténués), soit une forme inactivée (tuée) du virus ou de la bactérie.

Parmi les vaccins vivants atténués on trouve ceux de la rougeole, de la rubéole, des oreillons, de la fièvre jaune et les formes orales du vaccin contre la typhoïde ou le rotavirus. Parmi les vaccins tués on trouve ceux de la

diphtérie, du tétanos, de la coqueluche de l'hépatite ou de la grippe pour ne citer que les plus connus. Ces vaccins qu'ils soient tués, atténués ou qu'ils ne contiennent que les antigènes de certains virus, ont pour effet de forcer l'organisme à produire des anticorps spécifiques pour lutter efficacement contre ces bactéries ou virus, et ainsi nous protéger des maladies qu'ils initient.
Ces anticorps passent dans le lait et protègent efficacement les nourrissons tant que dure l'allaitement maternel. Mais le calendrier vaccinal actuel que proposent les autorités sanitaires demande de débuter les vaccinations dès l'âge de deux mois, afin qu'en un an soient effectuées à peu près toutes les vaccinations que propose l'industrie pharmaceutique. Ce schéma quelque peu excessif est davantage dicté par des impératifs de facilité (les visites de contrôle chez le pédiatre ou le généraliste sont moins fréquentes après l'âge d'un an) que par une réelle nécessité physiologique, mais aussi par des obligations de santé publique lorsque les enfants sont mis en crèche à l'âge de quelques mois (et que bien souvent ils n'ont pas bénéficié de l'allaitement maternel).
Il est encore trop tôt pour pouvoir juger des éventuels effets délétères à très long terme de cette accumulation forcée de vaccins dans les tout premiers mois de la vie.
Cette vaccination de masse entraîne forcément l'émergence de plusieurs problèmes. Dans les pays riches, c'est au nom de la liberté individuelle et des dangers présumés de certains vaccins, que les opposants refusent la vaccination. Dans les pays pauvres, les problèmes se posent essentiellement en termes de coût, alors que les enfants de ces pays sont souvent ceux qui en auraient le plus besoin ; mais ils ne peuvent accéder à la vaccination faute de moyens.

Grâce à la vaccination de masse en 1976 l'OMS put annoncer que la variole était éradiquée de la surface du globe. Elle espère pouvoir faire de même pour la polio dans les années à venir, ainsi que pour la rougeole, au moins en ce qui concerne le continent européen.

En France, seuls trois vaccins sont obligatoires : le tétanos, la diphtérie, et la poliomyélite. Tous les autres sont conseillés mais non obligatoires (à ce jour !). Malheureusement depuis quelques années, il n'existe plus aucun vaccin sur le marché qui permette de satisfaire uniquement à cette obligation. Tous les vaccins actuellement disponibles possèdent en plus des trois souches obligatoires, d'autres vaccins qui ne sont que recommandés (coqueluche et haemophilus influenza le plus souvent). Le fait de ne proposer que des vaccins au moins tétravalents, ne facilite pas le débat avec les opposants à la vaccination, qui font valoir qu'on ne peut strictement respecter les obligations légales sans être victime d'une vente forcée de produits liés. Ce qui, disent-ils, pose un problème insoluble de réparation par l'état des préjudices éventuels directement imputables à une vaccination obligatoire, car il est impossible de déterminer si les préjudices sont dus aux souches obligatoires ou à celles seulement recommandées présentes dans le vaccin.

Les vaccins peuvent présenter certains dangers variables d'un vaccin à l'autre. Ils peuvent être dus à l'agent vaccinal lui-même ou à des adjuvants ajoutés pour en accroître l'efficacité tels que les sels d'aluminium et les squalènes. C'est principalement à cause de la présence de ces adjuvants dans la majorité des vaccins que certains refusent la vaccination systématique pour leurs enfants.

Les scalènes utilisés dans les vaccins anti grippe H1N1 furent accusés d'avoir provoqué des cas de narcolepsie chez des enfants et des sujets jeunes, selon une étude publiée en 2009 dans le British Médical Journal, mais cette étude fut remise en cause un peu plus tard.
Le rôle des sels d'aluminium présents dans les vaccins fait également l'objet d'une polémique.
Pour certains, l'aluminium contenu dans les vaccins s'accumule dans l'organisme et pourrait être responsable à long terme de certaines maladies neurodégénératives ou auto-immunes. En 2012 l'Académie nationale de médecine a produit un rapport sur les adjuvants vaccinaux sans pouvoir fournir de réponse tranchée, et a estimé que « un moratoire portant sur l'utilisation des vaccins contenant un adjuvant aluminique rendrait impossible la majorité des vaccinations. La résurgence de la maladie prévenue par le vaccin entraînerait de façon certaine une morbidité très supérieure à celle, hypothétique des maladies neurologiques ou auto-immunes imputées » (aux adjuvants). Cependant des travaux récents (2015) menés par le Pr Romain Gherardi (1) montrent que chez certains individus, l'élimination des sels d'aluminium est perturbée, permettant ainsi son accumulation dans l'organisme en particulier dans le cerveau, en raison d'une anomalie génétique présente chez ces sujets .

Il est aussi stupide de dire que les vaccinations ne présentent aucun danger, que d'affirmer qu'elles sont un poison.

Les études à grande échelle portant sur leur efficacité et leur innocuité sont très difficiles à réaliser et extrêmement onéreuses, donc essentiellement financées par l'industrie

pharmaceutique, bénéficiaire de cet immense marché, ce qui amène un biais dans les résultats et donc une difficulté à estimer la nécessité réelle ou supposée de certains vaccins et leur toxicité. En médecine comme ailleurs il est difficile d'être juge et partie !
Toutes ces polémiques ayant fait l'objet d'un vaste battage médiatique, les médecins ont de plus en plus de difficultés à convaincre les malades de se faire vacciner, et un certain nombre d'entre eux hésitent à pratiquer certaines vaccinations.
Selon la presse (2), 41 % des Français se méfieraient des vaccins, c'est le pourcentage le plus élevé du monde !
Ce sondage fait suite à une enquête effectuée en septembre 2016 par la Société Française de Médecine Générale (3) qui indique par ailleurs que si 90 % des médecins généralistes sont en faveur de la vaccination , un sur quatre a un avis défavorable sur la présence d'aluminium dans les vaccins, et un sur trois émettrait des doutes sur la réelle nécessité de certains d'entre eux.
Ces craintes et réticences rejoignent celles des patients qui depuis quelques années remettent en cause la nécessité de certaines vaccinations. Rien de très étonnant à cela. Les pouvoirs publics qui incitent à la vaccination, ont créé un état de fait désastreux lors de l'épidémie de grippe de 2009-2010 où la surestimation du risque, et la mauvaise organisation de la vaccination ont jeté le doute sur la fiabilité de l'information sanitaire.

L'intérêt des vaccins peut se concevoir à différents niveaux : à l'échelon individuel, par souci de protection de la santé publique pour éviter les épidémies, en fonction d'un risque individualisé ou même pour des raisons économiques.

En dehors de tout facteur de risque personnel, la protection individuelle liée au vaccin est évidente. Cette protection peut n'être qu'individuelle comme pour le tétanos, ou individuelle et collective comme pour la plupart des autres vaccinations. On protège l'individu en le vaccinant et on protège la collectivité en vaccinant le plus grand nombre d'individus possibles, limitant ainsi les risques d'épidémie.
La vaccination peut aussi s'imposer en raison de facteurs liés à des risques spécifiques : contamination professionnelle (comme pour l'hépatite B), déplacement dans des zones infectées (fièvre jaune) ou en prévention de malformation fœtale (rubéole) chez la femme enceinte. Ce sont aussi parfois des raisons économiques qui motivent l'incitation à la vaccination, comme pour celle de la grippe qui coûte chaque année très cher à la collectivité, davantage à cause du coût des arrêts maladie qu'elle entraîne, que du remboursement des frais médicaux et pharmaceutiques inhérents à la maladie.

Les opposants revendiquent le droit au libre choix en matière de vaccination au nom de la liberté individuelle. On peut parfaitement admettre pour soi-même de s'affranchir de la vaccination en ce qui concerne le tétanos, car la non-vaccination ne fait courir aucun risque à la collectivité (tout comme le port de la ceinture de sécurité n'offre qu'une protection individuelle, sans incidence sur la protection d'autrui), mais il est plus difficile de mettre en avant la liberté individuelle lorsque le refus de vaccination peut avoir une incidence sur l'émergence d'épidémie, et donc faire courir un risque aux autres.
L'intérêt individuel se heurte ici à l'intérêt collectif.

Jusqu'où faire valoir des droits individuels lorsqu'on vit en collectivité ? (ce problème n'est pas propre au vaccin). De même le problème de l'autorité parentale en matière de liberté de vaccination est fréquemment évoqué. Certains parents refusant même les vaccins obligatoires pour leurs enfants. Faut-il vacciner ces enfants contre le gré des parents, en leur retirant sur ce sujet l'autorité parentale, comme on peut y avoir recours en cas d'urgence vitale nécessitant une transfusion sanguine pour des enfants de témoins de Jéhovah ?
En matière de vaccination il n'y a pas d'urgence vitale et il serait malvenu d'en arriver à de telles décisions pour des phénomènes qui restent très marginaux. Cependant la non-vaccination des enfants leur interdit l'entrée dans les collectivités que ce soient les crèches ou les écoles.

Dans la plupart des autres pays européens il n'y a pas d'obligation vaccinale, pourtant la population est vaccinée à 90 % lit-on dans la littérature médicale. Pourrait-on suivre cet exemple en France ? Il peut être facile d'y répondre en ce qui concerne le tétanos, car le risque n'est qu'individuel, mais en ce qui concerne la diphtérie et la poliomyélite l'absence de vaccination individuelle peut favoriser l'apparition d'épidémie, faire courir un risque aux autres, et ainsi justifier son obligation.

Les avis resteront longtemps partagés sur ce sujet. Les pour et les contre ayant chacun des arguments qu'il faut entendre. Cependant en ce qui concerne les trois vaccins obligatoires en France nous avons maintenant un recul suffisant pour pouvoir affirmer que le rapport bénéfice/risque est très nettement en faveur de ces vaccinations.

Ce n’est pas toujours le cas pour d’autres vaccins, qui heureusement ne sont que conseillés, et pour lesquels on peut faire jouer son libre arbitre. Cependant un récent rapport de la "concertation citoyenne" mise en place par la ministre de la Santé en 2016 pour essayer de lutter contre la désaffection du public pour les vaccins, concluait qu'il faudrait rendre obligatoires tous les vaccins, même ceux jusque-là uniquement conseillés.
Contraindre plutôt que convaincre. Ce sont alors onze vaccins qu'il faudrait obligatoirement administrer au nourrisson dans sa première année.
Le plus choquant, dans ces propositions, c’est qu’elles dénient au médecin toute responsabilité (une fois de plus), en lui demandant simplement d'appliquer une norme sans faire état d’aucune réflexion susceptible de venir perturber ce que de grands esprits (Les Spécialistes), ont décidé pour le bien-être de l'humanité.
Peut-être est-ce également une des raisons qui poussent le législateur à autoriser la vaccination par les infirmières et les pharmaciens qui seront sans doute des exécutants plus zélés que les médecins. On pourrait aussi imaginer une puce implantée faisant office de carnet de vaccination, et des bornes dans lesquelles il suffirait d'insérer son bras pour se faire vacciner et mettre à jour sa puce (et être taxé d'une amende si on a dépassé la date de rappel du vaccin !).

On veut tout formater, normaliser, au nom d’une logique qui ne tolère aucun avis discordant. Quelle sera l’attitude du médecin face à cette liturgie où tout écart est considéré comme hautement hérétique ?

L'hôpital

Pour un carabin, l'hôpital c'est son berceau, son école primaire, son université. Il y apprendra tout ; du BA-BA jusqu'aux techniques les plus sophistiquées. À la fin de ses études, il y travaille, il y mange, il y dort ; il est complètement immergé dans ce théâtre si particulier où se jouent à huis clos des drames comme des comédies, avec ses rites, ses règles, ses coutumes, ses uniformes, et le sentiment de vivre en marge, dans les coulisses de la société. Au fil des années d'étude se crée un véritable cordon ombilical entre le jeune praticien et l'hôpital. Cordon difficile à trancher pour aller s'installer hors du cadre rassurant de l'établissement, et que certains préfèrent conserver en optant pour une carrière uniquement hospitalière.

Personnellement, comme bon nombre de mes confrères, même installé en médecine libérale j'ai toujours conservé une affection particulière pour ce giron maternel, et ai fini par y revenir, et partager mon temps entre les activités hospitalières et la médecine de ville.

J'ai pu voir les modifications qui au fil des ans ont modifié l'ambiance hospitalière. Chez les internes tout d'abord où la forte féminisation a modifié l'ambiance

macho-paillarde qui y régnait, et dans le fonctionnement même des services où l'administratif a pris une importance considérable.
Dans les années 70 le personnel administratif hospitalier gérait un établissement où l'autorité finale était dédiée aux médecins, car la finalité de l'hôpital c'était de leur offrir un outil performant et adapté aux nécessités des soins de la population. Depuis, les effectifs du personnel soignant n'ont pas beaucoup augmenté par rapport au nombre de malades, mais ceux du personnel administratif ont subi une croissance exponentielle, et l'hôpital n'est plus au service du médecin, il est devenu un établissement commercial comme un autre, où le médecin est employé pour un rôle défini, sans plus.

On lésine sur l'embauche de personnel soignant, mais pas sur les autres catégories de personnel.
Deux exemples :
— Dans le service dont j'avais la responsabilité il était totalement impossible, pour des questions de budget, d'obtenir ne serait ce qu'un quart de temps infirmier supplémentaire, afin de pouvoir gérer avec plus de facilité le planning très tendu des soignants, mais les jardiniers, eux, peut-être parce qu'ils étaient syndiqués, ne manquaient pas de personnel.
Il y avait devant l'entrée du service un petit arbre qu'ils sont venus élaguer un matin. Pour le même travail, partout ailleurs, le jardinier serait venu avec une échelle une scie et des sécateurs, et éventuellement un assistant pour ramasser les branches. Mais pour l'hôpital ce schéma de travail était sans doute trop simple. Ils sont donc venus avec un petit camion qui tirait une nacelle et 5 employés :

Un qui conduisait le camion, un qui pilotait la nacelle, un qui dans la nacelle coupait les branches, un qui ramassait les branches et les mettait dans le camion, et enfin un dernier qui surveillait le tout et donnait quelques conseils.
J'ai appelé toutes les infirmières et aide-soignantes du service, leur ai fait apprécier le spectacle, et leur ai fait remarquer qu'il y avait sans doute davantage de budget pour l'entretien des arbres que pour le bien-être des malades.

— Un jour l'administration nous demanda de rédiger des projets de service. Je ne voyais pas trop l'intérêt de ce genre de dossier qui de toute évidence finirait dans un placard quelconque, et décidais donc de ne pas répondre à cette demande. Mais devant l'insistance de ma surveillante qui argumenta que l'avenir du service, si on voulait pouvoir changer des équipements où recruter du personnel, était lié à la rédaction de ce mémoire, je cédais et écrivis les têtes de chapitre, lui laissant le soin de rédiger les paragraphes, ce qu'elle fit avec beaucoup de conscience pour, pensait-elle, l'intérêt du service, même si cette tâche l'obligeait à débaucher tard le soir sans jamais pouvoir récupérer ses heures de travail supplémentaires.
Le dossier fut constitué, bien rédigé, remis à l'administration, et nous n'en avons plus jamais entendu parler,. Encore du papier et du temps perdu pour rien.
Pourtant, et c'est là que cette anecdote est intéressante, afin de formaliser ce projet et aider, soi-disant, les services à rédiger leur dossier, l'administration avait engagé à temps complet, pendant un an, un ingénieur en je ne sais plus quoi, alors que les services manquaient cruellement d'infirmières !

Les observateurs du monde de la santé nous disent qu'avec les dernières lois ou décrets pris par le ministère, le pouvoir des administrateurs sera accru, et que les établissements hospitaliers seront gérés en fonction des lois du marché comme n'importe quelle autre entreprise, ce qui ne manquera pas de modifier qualitativement les relations que le personnel soignant entretient avec l'établissement, car pour beaucoup d'entre eux leur relation avec le milieu hospitalier est plus affective que raisonnée.

Il fut un temps où dans les établissements hospitaliers, les médecins, infirmières, ou autres soignants, ne comptaient ni leur temps ni leurs efforts. Si l'on avait choisi ce métier, c'était bien sûr par goût, mais on savait aussi que face à la souffrance d'autrui, on devrait faire l'impasse sur des revendications pourtant légitimes dans d'autres secteurs d'activité (débaucher à l'heure, travailler les jours fériés, etc. etc.). Revendications qui seraient apparues comme inconvenantes dans le domaine hospitalier public ou privé. Mais la société évolue, et ce haut lieu de la conscience professionnelle et du dévouement, est devenu au fil du temps une entreprise comme les autres, où le personnel autrefois peu regardant sur ses droits, entend maintenant les faire respecter.
Pas étonnant alors que l'absentéisme à l'hôpital soit en nette augmentation depuis cinq ans. Un récent document de la fondation IFRAP (organisme dédié à l'analyse des politiques publiques) révèle que le taux d'absentéisme par agent, dépasse parfois 30 jours par an, comme au CHU de Lille et de Rouen, et même 40 jours à Manosque en 2014.

La féminisation du corps médical a bien sur favorisé l'absentéisme des médecins en raison des congés

de maternité, mais le corps médical ne représente pas la majorité des absents, le pourcentage de médecins en congé maladie est deux fois moins élevé que dans le reste du personnel hospitalier.
Cette enquête révèle que 20 % de l'absentéisme hospitalier est lié à la parentalité, 30 % à des congés de longue maladie, les 50 % restants relevant de maladie ordinaire. Parmi les causes évoquées on note la pénibilité du travail d'agent hospitalier, confronté quotidiennement au stress, à la maladie et à la mort. Le jour de carence, instauré sous le précédent gouvernement n'avait permis que d'enrayer la progression de l'absentéisme en 2012, mais avait cependant eu un effet économique bénéfique sur la trésorerie des hôpitaux mise à mal par l'application des 35 heures. La suppression du jour de carence en 2013, n'a fait qu'aggraver une situation financière délicate qui rend très difficile le remplacement du personnel absent; d'après les syndicats, seulement un quart des arrêts de moins de six mois et 40 % des arrêts de longue maladie sont remplacés, ce qui rend la tache du personnel présent encore plus difficile, favorisant les nouveaux arrêts. Il s'installe alors un cercle vicieux où l'absentéisme s'auto-alimente.

Si on ajoute à cela la pléthore du personnel administratif au détriment du personnel soignant, la création de postes de cadres, sur-cadres et sous-cadres, qui passent plus de temps en réunion qu'au chevet du malade, des conditions de travail difficiles, des salaires peu attractifs, et la dévalorisation de leur image de marque, on comprend comment, peu à peu, a été mis à mal l'esprit de dévouement et d'abnégation du personnel soignant, et on ne s'étonnera plus alors d'en être arrivé là.

L'hôpital 5 étoiles

L'hôpital Ambroise Paré de Boulogne-Billancourt a récemment accueilli un riche émir du golfe qui, nous dit-on, a loué plusieurs chambres du service où il était hospitalisé, ainsi que plusieurs places de parking pour son confort personnel.

Cette annonce a choqué certains et le sujet a fait polémique. Au point que l'on s'émeut déjà de la privatisation du secteur public hospitalier, et de sa mise à disposition au profit des plus riches. Pourtant, je n'ai pas souvenir d'avoir entendu les mêmes protestations lorsque le Qatar a acheté un club de football, ou des immeubles de prestige pouvant être considéré comme appartenant au patrimoine national. Pas de protestations non plus chez les bien-pensants lorsqu'on apprend que les riches états du golfe veulent financer des programmes de réinsertion pour les « jeunes » de nos banlieues. Par contre dans cette affaire, peut-être parce que le sujet touche à l'hôpital public et au domaine de la santé, avec en toile de fond le symbole de notre protection sociale, le sujet fait débat. Mais on oublie de critiquer le fait de soigner gratuitement ceux qui fraudent, ou qui bénéficient des failles et des largesses de notre système de protection sociale, alors que bon nombre de nos concitoyens ont du mal à payer le forfait journalier qui leur est demandé lors d'une hospitalisation.

Voir dans l'accueil de riches patients étrangers qui payent au prix fort leur hospitalisation, le moyen de combler le déficit chronique dont souffrent nos hôpitaux publics serait bien sur une stupidité (bien que cet apport soit loin d'être négligeable) si l'on ne s'attaque pas aux causes mêmes de ce déficit et de leur gestion par un personnel administratif pléthorique. Mais créer un espace VIP au sein de nos hôpitaux publics, c'est sans doute la contrepartie nécessaire pour profiter de la vitrine qu'offre au monde notre médecine qui reste encore une des meilleures de la planète.

Il serait certes inadmissible de transformer nos hôpitaux publics en hôtels de luxe et de les réserver uniquement aux plus nantis, mais tant que cet accès reste marginal et ne nuit pas à la qualité des soins de ceux qui ne bénéficient pas de ces privilèges, cela ne peut être choquant. Au contraire, cela ne peut que tirer vers le haut la pratique de notre médecine qui se doit de conserver sa place parmi les leaders.

Favoriser l'élitisme au détriment des moins favorisés serait détestable (mais pas plus que vouloir niveler par le bas), et refuser l'opportunité d'un tel marché, sous prétexte que l'assuré social de base ne jouit pas des mêmes privilèges, serait stupide, surtout quand on sait que la dette des hôpitaux publics a triplée en 10 ans pour atteindre 29,3 milliards d'euros soit 1,4 % du PIB (1). Il est difficile de leur reprocher de vouloir « arrondir les fins de mois ».

Les urgences.

Il y a une trentaine d'années le fait d'être médecin urgentiste était assez peu valorisant. Le terme d'urgentiste avait une connotation péjorative dans une profession qui n'hésitait pas à traiter ces confrères de « cow-boys », voulant sans doute par ce terme bien montrer qu'il ne s'agissait là que d'une activité marginale de la digne profession de docteur en médecine.

Les temps ont changé, les services hospitaliers se sont accommodés de ces services « tampons » qui leur évitent d'avoir à accueillir directement les patients, et les médecins de ville se sont vite satisfaits de ne plus avoir à être disponible 24 heures sur 24, en déléguant à leurs confrères « urgentistes » les visites et les consultations qu'ils ne pouvaient, ou ne voulaient pas faire.

Maintenant, la médecine d'urgence est devenue une véritable spécialité, et les services d'urgence hospitaliers croulent sous le nombre de patients qui y affluent. Cette surfréquentation et liée essentiellement à deux phénomènes :

En amont, l'absence, en ville, de structures adaptées qui pourraient accueillir directement ces patients qui ne nécessitent pas à priori une hospitalisation, a pour conséquence qu'ils viennent engorger le service des urgences.

En aval, le manque de lits disponibles entraîne un embouteillage des patients (qui n'ont jamais aussi bien mérité leur nom) au niveau des urgences.

En amont, il est relativement facile de créer des structures de réception des urgences, qui permettraient de répondre à cette demande de médecine de dépannage, que les

praticiens installés n'assurent plus, ce qui dégagerait les services hospitaliers de toute la petite pathologie qui peut être facilement traitée en ville. En région bordelaise différentes structures de ce type ont vu le jour à l'initiative de médecins généralistes et urgentistes. Les autorités sanitaires (l'Agence Régionale de Santé), au lieu de favoriser leur fonctionnement, freinent leur développement, alors que ces centres ne demandent aucune subvention, contrairement aux maisons médicales que l'ARS s'obstine à vouloir mettre en place à coup de centaines de milliers d'euros, alors que chacun sait pertinemment que ces structures basées sur le volontariat des médecins généralistes n'ont aucun avenir, et que tôt ou tard il faudra accepter que cette médecine de dépannage soit effectuée en dehors des cabinets médicaux traditionnels par des médecins qui auront fait le choix de ce mode d'exercice. Mais l'ARS n'est pas très imaginative, et se contente d'essayer d'appliquer les directives que lui fournit le ministère, plutôt que d'innover dans des solutions qui seraient véritablement efficaces et pérennes.
En aval, le problème consiste dans la difficulté à trouver des lits disponibles où l'on puisse adresser le malade qui vient d'être vu par le service des urgences. Il arrive souvent que le malade patiente plusieurs heures dans le service avant de pouvoir être enfin transféré, ce qui crée un phénomène de bouchon. Pourtant il arrive qu'il y ait des lits libres, ou qui pourraient être libres, dans les services hospitaliers situés en aval, mais pour des raisons de commodité il n'est pas rare qu'on garde un malade dans le service jusqu'à l'arrivée d'un malade programmé, qui prendra sa succession dans la chambre, afin de ne pas laisser un lit vide qui pourrait certes, être utilisé par le service des urgences, mais qui par la suite, bien entendu gênerait la prise en charge des malades programmés en

bouleversant le planning. Il y aurait des progrès à faire dans ce domaine.

Dans les services d'urgences le travail est stressant, le personnel surchargé, et les médecins ne comptent plus les heures supplémentaires qui ne seront jamais payées. De plus pour un travail et des responsabilités strictement identiques, l'administration hospitalière préfère embaucher des médecins ayant le statut d'attachés ou d'assistants, dont le salaire est nettement inférieur à celui d'un médecin bénéficiant du titre de praticien hospitalier. Pas étonnant dans ces conditions que les jeunes médecins ne se bousculent pas pour envisager un métier pénible et contraignant, et que de nombreux hôpitaux aient recours à des médecins intérimaires pour pouvoir fonctionner normalement .

Un rapport remis fin juillet 2015 au ministre de la santé révèle qu'au moins 67 services d'urgence sur 650 recensés sont menacés de disparition. En effet, pour l'auteur du rapport, le docteur Grall, il serait judicieux de fermer les services à faible activité, afin d'éviter la présence « inutile » de médecins urgentistes dans ces petits services pour les regrouper sur des centres à plus forte activité. Pourtant, ces « petits » services fonctionnent généralement très bien, permettent à la population locale d'avoir une antenne médicale avancée pour faire face aux situations d'urgence, les malades y sont rapidement pris en charge, et le personnel y travaille dans de bonnes conditions sans le stress et les délais d'attente de plusieurs heures des « gros » services.

Une telle mesure pourrait, peut être, provisoirement pallier le manque de médecins urgentistes dans les hôpitaux importants, mais ne résoudrait pas pour autant les problèmes de fond (motivation, salaire, condition de travail…).

Les problèmes révélés par ce rapport sont complexes, les services d'urgence ne sont qu'une partie du problème.

Pour fermer des services de médecine ou de chirurgie, jugés non rentables, on évoque souvent le possible manque de compétence des médecins qui y exercent, au motif que le nombre d'actes pratiqués est insuffisant pour leur permettre de se maintenir à un bon niveau technique. Ce peut être un argument recevable si effectivement le médecin est isolé et n'a que peu de contacts avec d'autres confrères et d'autres services, mais on peut parfaitement éviter ce type d'isolement, ce n'est qu'une question d'organisation.
J'ai travaillé, pendant plusieurs années dans un « gros » service d'urgences, et nous allions à tour de rôle prendre des gardes dans un « petit » service situé à une quarantaine de kilomètres ce qui a évité la fermeture de ce petit service, extrêmement utile à la population locale.
On peut parfaitement envisager ce type de fonctionnement dans d'autres spécialités, afin de satisfaire les besoins d'une population locale, et désencombrer des « gros » services lorsque le recours à des techniques de pointe n'est pas nécessaire, mais par facilité, une fois de plus, il est à redouter qu'on ne privilégie qu'une logique administrative et comptable.

Apparence, comportement, santé... Le sexe est partout !

Certes, il est de bon ton de penser que le déterminisme génétique du sexe est accessoire, et que seul le genre qu'on désire posséder est légitime.
Mais de récents travaux scientifiques montrent que le déterminisme génétique du sexe ne se limite pas à la différenciation des organes génitaux externes et à des productions hormonales spécifiques, mais que cela influe aussi sur l'ensemble des mécanismes physiologiques de l'organisme. Tant pis pour les frustrés arrogants qui veulent ignorer ces réalités pour ne considérer que le genre, construction sociale qui ne peut se suffire à elle-même.

On a longtemps estimé que les chromosomes X et Y (XX pour les femmes et XY pour les hommes) n'étaient responsables que de la production d'hormones spécifiques à chaque sexe, et donc d'aspects anatomiques différents, et que toutes les autres cellules ou fonctions de l'organisme étaient identiques chez le mâle comme chez la femelle. Des recherches récentes montrent qu'il n'en est rien, et que la différence sexuelle s'exprime également dans le comportement, la physiologie et par une susceptibilité différente à certaines maladies, comme l'affirme Arthur Arnold (1), chercheur au département de biologie

intégrative et de physiologie de l'université de Los Angeles.
Travaux confirmés par d'autres équipes dans le monde, qui estiment que quel que soit le tissu concerné, le fonctionnement cellulaire varie selon son génome.
On a pu démontrer que chez l'embryon, avant même l'apparition de sécrétions sexuelles, on observe déjà que le métabolisme cellulaire varie selon le sexe. Des travaux effectués sur les individus adultes confirment que ces différences génétiques sont responsables d'inégalités face à certaines maladies et à certains traitements. C'est ainsi, par exemple, qu'on observe davantage de cancers du poumon chez les fumeuses que chez les fumeurs. Les femmes sont également plus sensibles aux maladies auto-immunes que les hommes, qui eux, semblent avoir une dégénérescence neuronale plus rapide que celle des femmes, dont la durée de vie est en moyenne supérieure de six ans à celle des hommes. Ces différences étaient connues et attribuées aux sécrétions hormonales différentes, mais on s'oriente maintenant davantage vers l'influence directe du chromosome X ou Y au cœur même de chacune de nos cellules, y compris dans les neurones influençant ainsi nos comportements et facultés cognitives.

Les filles ont un taux de réussite plus élevé que les garçons en milieu scolaire et universitaire. C'est peut-être bien sur, la conséquence de constructions sociales différentes, mais on peut sans doute y rattacher aussi une influence biologique.
L'observation du cerveau à l'aide de l'IRM montre que les connexions entre les différentes aires fonctionnelles ne

sont pas identiques chez le garçon et chez la fille, pouvant expliquer que les différences de comportement ne sont pas non plus uniquement d'origine culturelle. En 2010, une étude réalisée à l'aide d'images IRM, par Jay Gieldd du centre américain de la santé de Bethesda (2), portant sur la maturation cérébrale de 284 individus âgés de 9 à 22 ans, a montré que le cortex des filles s'épaissit davantage que celui des garçons dans des zones intervenant dans le langage et le contrôle des émotions. Le cortex des garçons, lui, devient plus épais que celui des filles dans des zones dédiées à la visualisation tridimensionnelle et aux opérations mentales. Ces modifications reflètent l'évolution du cerveau en fonction de voies de développement différentes selon le sexe. Les auteurs de l'étude attribuent ces différences anatomiques a des différences de sensibilité des récepteurs cérébraux aux androgènes.
Grâce à l'IRM on a pu ainsi observer visuellement l'action des hormones sur le cerveau et son développement spécifique à chaque sexe.

En termes de traitements médicamenteux non plus nous ne sommes pas égaux. Les femmes éliminent moins vite certaines drogues (somnifères ou alcool entre autres), et leur système immunitaire plus performant que celui de l'homme (3) leur permettrait de bénéficier d'une protection suffisante avec seulement une demi-dose de vaccin, affirment certains.
Face à ces nouveaux arguments biologiques, les médecins devront repenser la manière de traiter les malades selon qu'il s'agit d'un individu de sexe mâle ou de sexe femelle.

Plus la recherche avance, plus apparaissent de subtiles différences, insoupçonnées jusque-là, entre homme et femme.
Le déterminisme génétique peut ne pas suffire à affirmer son identité sexuelle, mais vouloir l'ignorer, ou en minorer ses effets en estimant que les différences sexuelles ne sont que l'expression de stéréotypes, c'est nier toute évidence scientifique.

La G.P.A. un nouvel esclavagisme

Le site d'informations médicales « Egora.fr » nous apprenait, fin juin 2014, que des hôpitaux belges lançaient un site internet, où les donneurs de sperme et d'ovocytes pourraient laisser des messages anonymes aux enfants issus de leurs gamètes, afin d'améliorer leur image de marque, et ainsi lutter contre la pénurie des dons.

L'initiateur du site, lui-même issu d'un don de sperme d'après cet article, justifie son action par le fait qu'au Danemark et en Espagne, où la publicité est autorisée, il n'y a pas de manque de donneurs. Il oublie de préciser qu'en Espagne, (40 % des dons d'ovules de l'union européenne), la « donation » est rémunérée, et les jeunes femmes qui participent à ce marché, de manière épisodique ou régulière, le font pour améliorer leurs fins de mois, comme l'affirme un article paru dans la presse espagnole en mai 2013 (1)

On a de plus en plus tendance à vouloir considérer le corps comme un simple assemblage de pièces dont on peut éventuellement disposer à sa guise, en voulant tout ignorer des conséquences d'un tel acte.

Mais un don d'organe n'est pas anodin. On peut estimer altruiste le don d'un rein ou d'une partie de son foie pour sauver la vie d'un autre être humain, cependant le don d'ovocyte ou de sperme, ne sauvera la vie de personne et s'inscrit dans une autre logique.

On peut aussi imaginer que des femmes jeunes se fassent prélever des ovocytes afin de pouvoir disposer plus tard de leurs propres ovules, lorsqu'une grossesse ne sera plus un obstacle à leur carrière. Ce n'est pas inconcevable puisque la mère assurerait, en différé, la gestation de ses propres ovules, mais cela pourrait être aussi le premier pas vers un transfert de gestation à autrui, moyennant finances, afin d'éviter les inconvénients d'une grossesse.

Le nombre de naissances issues de ce type de fécondation reste encore suffisamment marginal pour ne pas modifier les mœurs, mais rien n'interdit de penser que le développement de cette pratique, ne serait-ce que pour des raisons économiques, pourrait engendrer de nouvelles formes de fécondations débouchant sur un marché ou tout un chacun pourrait venir s'approvisionner en nouveau-né.

Le marché des utérus à louer risque connaître une forte expansion dans les années à venir, afin d'exonérer certaines femmes de la grossesse ou de fournir un enfant aux couples d'homosexuels

Dans la PMA (procréation médicalement assistée) les ovules (ou les spermatozoïdes) récupérés pour cette méthode, engendrent un enfant issu des donateurs qui vont ensuite l'élever, on peut donc parfaitement accepter cette méthode lorsqu'elle vient aider un couple à concevoir un enfant ; mais proposer de semer ses gamètes à tout vent, lors d'un don, c'est accepter qu'on transfère à d'autres le contrôle de l'éducation, c'est nier toute notion de filiation et donc de famille, c'est l'abandon de toute prérogative morale sur sa descendance puisqu'on la confie à des inconnus.

Normalement, en France, l'insémination artificielle n'est possible que dans le cadre d'une assistance médicale à la procréation, cependant pour une femme célibataire, ou en couple, qui ne rentre pas dans le cadre légal de la PMA, une rapide recherche sur le net lui permettra de trouver des paillettes de sperme congelé pour effectuer une insémination artisanale. Un site, Cryos international (2) situé au Danemark, propose même, si on le désire, du sperme de « donneurs exclusifs » moyennant un supplément de prix non négligeable, afin d'éviter que le futur enfant ne se retrouve avec une kyrielle de demi-frères ou demi-sœurs que les hasards de la vie pourraient l'emmener à rencontrer sans le savoir, et donc éventuellement à enfanter ensemble.

Dans la GPA, (grossesse pour autrui) outre l'aspect moral de la commercialisation de la gestation humaine, il ne faut pas oublier que l'intime contact neuf mois durant entre la mère porteuse et le fœtus crée des liens biologiques étroits entre ces deux organismes, aboutissant chez la mère porteuse à des modifications de la taille et de la structure de la substance grise du cerveau (3) qui persistent dans les deux années qui suivent l'accouchement, et à la naissance, le nouveau-né ne sera pas que la synthèse d'un ovule et d'un spermatozoïde déposés dans un utérus étranger pour s'y développer, il aura aussi été façonné par 9 mois de contact intime avec la mère porteuse qui aura pu lui imprimer ses propres spécificités, tout comme par la suite l'éducation façonnera sa personnalité.
Vouloir nier cette osmose entre le fœtus et la mère porteuse afin de pouvoir intégrer la gestation pour autrui dans une idéologie sans tache, est stupide et monstrueux, sauf pour ceux qui en font commerce, comme la société Subrogalia dont le site internet (subrogalia.com) propose à ceux qui en ont les moyens de prendre en charge toute la partie technique et juridique de la GPA, afin de pouvoir entrer dans le « monde merveilleux de la paternité »

comme l'annonce le président-fondateur dans sa note d'introduction.

Ce sont souvent ceux, qui soutiennent la GPA au nom de l'ouverture d'esprit et de la modernité, qui s'offusquent de la prostitution, la comparant à de l'esclavage sexuel. Soit, mais alors il nous faut requalifier l'usage de l'appareil génital féminin : la jouissance de la partie basse (vagin) s'appellerait prostitution, et celui de la partie haute (utérus et ovaires) de l'altruisme rémunéré !

L'acte qui consiste à procurer du plaisir sexuel contre rémunération ne devient blâmable que par référence à des critères idéologiques issus des morales religieuses. Certes, la prostitution forcée doit être très fermement combattue, car elle met en cause le libre arbitre de l'individu et son droit à disposer de son corps comme il l'entend, mais ne vouloir considérer que cet aspect esclavagiste de la prostitution c'est effectuer un raccourci sommaire du problème.

La prostituée qui choisit librement ce mode d'exercice ne vend pas une partie d'elle-même, elle effectue une prestation contre rémunération, tout comme un mannequin dispose de l'image de son corps, un ouvrier de l'usage de ses bras ou un intellectuel de l'usage de son cerveau. Mais on ne fait porter l'interdit d'un usage corporel que sur le sexe. On pouvait le comprendre lorsque l'usage du sexe était intimement lié à la procréation, mais ce n'est plus le cas depuis l'apparition des moyens contraceptifs, et il serait plus important et opportun de s'intéresser à l'usage contre rémunération (prostitution donc) de l'organe situé juste au-dessus du vagin : l'utérus.

Les conséquences de la location de longue durée (neuf mois) d'une cavité utérine où va se développer, en symbiose étroite avec la mère porteuse, un être humain qu'on va vendre ensuite à ses commanditaires, semblent beaucoup plus importantes et blâmables, que celles d'une rapide prestation sexuelle sans conséquences physiologiques particulières pour les effecteurs.

A quand un projet de loi pour pénaliser les clients de cette forme de commerce ?

Car s'il y a presque deux siècles, on abolissait définitivement l'esclavage en France, aujourd'hui on pourrait l'admettre à nouveau, et même nous faire croire que c'est une nécessité qu'il faut accepter au nom de l'égalité et du droit à posséder un enfant.

Les commentateurs politiques nous affirment que la famille a changé, que le cadre de vie de l'enfant ne se résume plus à un père et une mère, qu'il peut être panaché au gré des envies et de la liberté de chacun, qu'il s'agit d'une avancée sociétale, que la majorité des Français y est favorable, et qu'y être opposé est une attitude réactionnaire passéiste à la limite du pathologique.

De toute façon pourquoi manifester sachant que nous ne pourrons pas faire machine arrière ? Affirma un de nos brillants exégètes de l'action politique, entendu le lendemain de la « manif pour tous » du 5 octobre 2014 sur une des radios qui distraient mon petit déjeuner, s'appuyant pour cela sur la mollesse des déclarations de la plupart des responsables politiques d'opposition, et sur le postulat naïf qu'il ne sert à rien de manifester quand la cause qu'on combat est si juste qu'elle relève presque du sacré, et que même le bon peuple y est favorable selon le dernier sondage en vigueur.

Soit ! Mais imaginons un instant que nous soyons au début du XIXe siècle. L'esclavagisme est bien intégré à l'économie et s'inscrit parfaitement dans une société qui ne souhaite pas le remettre en cause, car il apparaît comme une nécessité incontournable.

Pourtant, sous l'impulsion de Victor Schoelcher la France mit fin définitivement à l'esclavagisme en 1848.

Nous retrouvons aujourd'hui avec la GPA le schéma esclavagiste aboli il y a deux siècles : Profiter d'un climat économique favorable pour exploiter un individu, et commercialiser le fruit de cet asservissement (l'enfant) grâce à l'intermédiaire des négriers modernes que sont les médecins véreux qui cautionnent le système en Inde, en Grèce aux États-Unis ou ailleurs.

Comment peut-on espérer revenir aujourd'hui à ces pratiques, justifier moralement un tel système, et qualifier ceux qui s'y opposent de stupides passéistes ? La participation des médecins à ce trafic paraît totalement incompatible avec l'éthique médicale, mais l'affirmer est sans doute faire preuve d'un passéisme stupide.

Inversement, si l'on considère que dans ce cas, l'enfant issu d'une GPA appartient aux donneurs de gamètes, et non à la femme chez qui il s'est développé, comment justifier qu'une femme enceinte après l'insémination d'un ovule étranger, puisse réclamer comme sien l'enfant dont elle (n') a assuré (que) la gestation pendant neuf mois ?

À court d'argument moral les défenseurs du système mettent en avant l'intérêt juridique pour la victime (l'enfant à défaut de sa mère) d'officialiser ce type de commerce, alors que cela ne sert en réalité qu'à légitimer l'action des instigateurs, et à justifier le soi-disant bien-fondé de leurs désirs égoïstes.

Non seulement, dès sa naissance l'enfant issu de la GPA est arraché des bras de sa mère pour être livré aux commanditaires, mais on le prive aussi de l'allaitement maternel alors qu'il ne présente que des avantages pour le nourrisson.

Dans les années 70/80 l'allaitement maternel n'était pas très prisé, les femmes voulaient se libérer de cette contrainte, et pensaient que l'allaitement déformait les seins. Mais depuis quelques années, progressivement l'allaitement maternel a repris du terrain.

Toutes les études effectuées sur le sujet montrent que le lait maternel est celui qui est le plus adapté aux besoins du nourrisson, non seulement il le protège de certaines maladies infectieuses telles que les gastro-entérites ou certaines affections ORL, car il contient un grand nombre d'anticorps spécifiques, utiles au bébé dont le système immunitaire est immature, mais en plus le lait maternel évolue pendant la lactation. Le « colostrum » sécrété les huit premiers jours répond parfaitement aux besoins du nouveau-né puis il se modifie, pour devenir au bout de 15 jours environ, le lait mature dont la composition elle-même pourra varier au cours de la tétée et même en fonction des heures de la journée, pour coller au plus près aux besoins du nouveau-né.

Une étude parue en janvier 2016 dans la célèbre revue médicale anglo-saxonne « The Lancet »(4), révèle que l'allaitement maternel pourrait éviter le décès de 823 000 enfants et 20 000 mères chaque année, et chiffre également les économies réalisées par la réduction du coût des pathologies infantiles qu'il permettrait d'éviter si on le généralisait.

L'OMS et l'Unicef, conscients des avantages du lait humain sur les laits artificiels, surtout pendant les six premiers mois de la vie, ont lancé l'initiative « Hôpitaux amis des bébés » pour promouvoir et soutenir l'allaitement maternel. Ce label a été attribué à 16 000 hôpitaux dans 171 pays. En France, assez peu de maternités ont réussi à obtenir ce label qui nécessite une implication motivée des médecins et sages-femmes.

Le bénéfice de cet allaitement ne touche pas que les nourrissons, et on estime qu'un allaitement de 12 mois dans la vie de la mère réduit de 30 % le risque de cancer du sein durant la pré ménopause, et de 25 % le risque de cancer des ovaires. En plus de tous ces avantages physiologiques pour l'enfant comme pour la mère, l'allaitement, lorsqu'il est possible, valorise les liens qui unissent le nouveau-né à sa mère et confirme son rôle essentiel dans « l'élevage » du bébé, tendant à prouver s'il en était besoin, que la maternité ne se résume pas à la grossesse, n'en déplaise aux partisans de la GPA qui ne considèrent la femme que comme un utérus que l'on peut utiliser à la demande, et désolé pour vous Messieurs, mais le rôle du père dans les premiers mois de la vie, sans être négligeable, est loin derrière celui de la mère.

Bien que toutes les études sur le sujet montrent que l'allaitement maternel, lorsqu'il est possible, n'a que des avantages, il peut cependant peut-être un jour, présenter un danger : que les partisans de la GPA ne veuillent plus acheter que des bébés allaités au sein de leur mère et sevrés, ce qui serait encore pire !

Le monde s'accorde pour dire qu'il ne peut y avoir de développement durable sans respect des équilibres naturels. Paradoxalement, on demande maintenant aux techniques médicales de libérer l'homme de lois naturelles vécues comme frustrantes ou injustes, quitte à oublier toute prudence en la matière.

Le médecin doit-il ignorer la nature et accorder la possibilité, à tout un chacun qui pourra se l'offrir, de satisfaire le moindre de ses désirs sous prétexte d'éviter une frustration ?
Doit-il satisfaire toute demande, même celle qui s'écarte de l'équilibre naturel de la santé, et devenir un exécutant au service de « clients » capricieux sous prétexte que la science le permet ?
Jusqu'où peut-on dépasser la nature ? Cette notion varie en fonction de l'évolution de la société, mais cette évolution ne peut être que lente pour lui laisser le temps de digérer le changement, de s'adapter. Si nous n'y prenons garde, en privilégiant l'exploit technologique aux dépens de l'éthique, en faisant fi de l'environnement moral, psychologique et physiologique de l'humain, nous risquons bouleverser un équilibre fragile, avant même d'avoir défini et validé les critères de ce que pourrait être une nouvelle société.

N'ayant d'autre modèle que la nature et son évolution, évitons de trop nous en éloigner tant que nous ne maîtrisons pas parfaitement toutes les conséquences d'une telle mutation.

Espérons que les médecins sauront faire entendre leur voix lorsqu'on se préoccupera du développement durable non pas uniquement des forêts, mais aussi de l'homme, car l'humain est un fragment de cette nature dont il ne peut s'extraire. Son fonctionnement physiologique et son génome ont lentement évolué pour rester en harmonie avec l'environnement, et toute démarche qui tendrait à trop l'en éloigner ne pourrait être que suicidaire.

Méfions-nous de ces apprentis-sorciers, qu'ils soient biologistes ou médecins, et surtout de leurs financiers qui rêvent de changer le monde, et qui, au nom de la lutte contre l'arbitraire des processus naturels, veulent fonder un nouvel ordre social, sans avoir le souci d'un quelconque ordre moral.

Les femmes médecins doivent-elles encore faire des enfants ?

En 2015, les faiseurs d'opinion ont entamé une polémique sur des propos qu'avait tenus le 15 juillet, un sénateur (J-F Maillet) à l'occasion d'un débat sur les déserts médicaux. Évoquant les causes de cette désertification il avait relevé le fait que plus de 60 % des jeunes médecins sont des femmes qui hésitent à s'installer en campagne, où le mode d'exercice, extrêmement contraignant, est difficile à assumer en plus de leur rôle de mère. Ce qui est parfaitement exact.

Hélas, trois fois hélas, le sénateur a osé dire que les femmes médecins « sont quand même là pour faire des enfants ». Propos hautement incorrects, car ils pourraient laisser penser que les femmes ne sont là que pour faire des enfants ! Il n'en fallait pas plus pour que les journaleux friands de ces bruits de cour, rapportent ces dires tant dans la presse grand public que professionnelle, faisant ainsi gonfler une polémique qui n'aurait jamais du avoir lieu, et qui écarte de l'objet du débat, autrement plus préoccupant, celui de l'accès aux soins dans certaines régions du territoire.

C'est ainsi que certains n'ont pas hésité à écrire que « l'égalité hommes-femmes a encore du chemin à faire » ou à mettre en parallèle ces propos avec le cinquantenaire de la loi autorisant les femmes à ouvrir un compte en

banque et à travailler sans l'autorisation de leur mari (1). D'autres pour illustrer cet odieux épisode, rapportent les propos tenus sur les réseaux sociaux par des personnalités de gauche qui n'hésitent pas à parler d'un « discours d'un autre âge », « de propos sexistes », ou relevant « d'un ouvrage relatant la condition des femmes sous le régime de Vichy ».
Ces propos de réseaux sociaux ne sont même pas dignes des conversations de bistrot, mais que certains journalistes s'y réfèrent pour remettre ainsi le lecteur dans le droit chemin du prêt à penser, est désolant.
L'égalité homme-femme n'a rien à voir avec ce faux débat, mais il est vrai que, pour l'instant, ce sont encore les femmes qui font les enfants, et les maternent dans les premiers mois de leur vie, n'en déplaise à ceux qui nient qu'il puisse exister des différences entre les sexes, rendant ainsi encore plus difficile pour les femmes que pour les hommes, la conduite d'une carrière. On peut le regretter mais c'est ainsi. Certains peuvent aussi penser qu'il faudra libérer la femme de la maternité (on pourrait envisager pour cela une GPA généralisée en attendant la mise au point d'un utérus artificiel), pour qu'elle puisse accéder à des fonctions sociales que l'homme avait élaborées à son image, mais pénalisantes pour elle.
Faudra-t-il en arriver là pour que la femme soit un homme comme les autres ? Ne vaudrait-il pas mieux adapter la société à nos différences afin de préserver l'altérité homme- femme pour laquelle toutes nos cellules sont formatées, et pouvoir jouir de cette dualité plutôt que de se quereller sur des mots qui ne font pas avancer le débat.

Recherche médecin désespérément

Depuis quelques années il est des régions de France où il devient de plus en plus difficile de trouver un médecin. Endroits auxquels on attribue maintenant le terme de déserts médicaux.

Le problème était très prévisible en raison du « numerus clausus » qui limite le nombre de nouveaux médecins, et qu'un nombre important d'entre eux atteint maintenant l'âge de la retraite. Ce problème devient d'autant plus prégnant que la sécurité sociale oblige maintenant les malades à avoir un médecin traitant désigné pour bénéficier d'un remboursement à taux plein. Les patients d'un médecin qui prend sa retraite, où les nouveaux arrivants, sont dans l'obligation de chercher un nouveau praticien, qui souvent refusera de les inscrire sur sa liste de patients déjà trop importante.

Le phénomène a commencé à être sensible dans les hôpitaux il y a quelques années, et se manifeste maintenant dans certaines zones rurales et même urbaines, générant de véritables friches médicales, terme qui paraît plus adapté à la situation que celui de désert médical. Le terme de désert invite à penser à une étendue morte, vide et sans âme qui vive, mais la réalité est tout

autre, dans une zone normalement peuplée, on déplore depuis peu l'absence de médecins, liée au non-remplacement de ceux qui partent à la retraite, laissant ainsi le terrain en friche.
A Bergerac, ville de Dordogne de 28 000 habitants, les pharmaciens, réunis en collectif, ont décidé d'alerter les pouvoirs publics sur les difficultés rencontrées par les patients face à cette pénurie de médecins, qui les oblige à renouveler des ordonnances au-delà du délai légal, ou à fournir des médicaments sans ordonnance. L'article (1) paru à ce sujet dans la presse professionnelle, signale que 1500 Bergeracois sont inscrits à la mairie dans l'espoir de trouver un médecin, car les 15 généralistes de la ville (dont beaucoup sont âgés) ne prennent plus de nouveaux patients, et l'hôpital a ouvert une consultation le samedi matin fin d'assurer le renouvellement des ordonnances des malades.

Sachant qu'il faut environ 10 ans pour former un médecin et que les départs à la retraite sont faciles à anticiper, il n'était pas difficile de prévoir la situation actuelle. Mais comme d'habitude, on ne fait mine de découvrir le problème que lorsque les effets s'en font sentir, alors que les causes sont connues depuis des années.

Est-ce de l'incompétence ou une volonté délibérée qui nous ont conduit dans cette situation ? Je ne suis pas qualifié pour répondre, mais si l'on se réfère à la brillantissime gestion de l'épidémie de grippette H1N1 en 2010, on peut se poser des questions sur la compétence de nos experts, car le nombre de jeunes médecins arrivant sur le marché est, depuis 2009, très inférieur à celui de ceux partant à la retraite, et la pénurie aggravant le problème de la répartition territoriale, on assiste à l'apparition sur la carte de zones où la présence médicale disparaît sans que pour autant change l'environnement.

Une récente étude menée par le conseil national de l'Ordre des médecins montre que la médecine générale est une des dernières spécialités choisie par les jeunes médecins, qui préfèrent exercer dans des spécialités plus rémunératrices, telles que la radiologie ou la chirurgie esthétique, ajoutant à cela qu'ils préfèrent un exercice salarié à un exercice libéral, et qu'enfin parmi ceux qui choisissent le statut libéral, la plupart d'entre eux préfèrent le statut de remplaçant à celui de médecin installé. Pas étonnant alors que certaines zones géographiques deviennent de véritables friches médicales.
Nous manquons de médecins, et en plus la plupart d'entre eux ne désirent pas être médecin généraliste, et, ou pas dans les conditions difficiles d'un exercice isolé.
Les raisons sont multiples : La société a changé, les malades sont devenus plus exigeants, les contraintes économiques sont incontournables, et les critères de vie de nos jeunes diplômés ne sont pas ceux de leurs pères. La féminisation de la profession (60 % des étudiants en médecine sont des femmes) a largement contribué à modifier l'exercice médical. La vie familiale n'est plus négligée chez les jeunes confrères comme elle l'était (voire totalement mise de côté) par les médecins plus âgés. Alors que la plupart de nos concitoyens bénéficient des 35 heures et des RTT, il est bien compréhensible que les jeunes médecins souhaitent eux aussi avoir des loisirs, une vie de famille normale et des périodes de vacances été comme hiver. Le sacerdoce, cher aux générations précédentes, a souvent disparu de leur motivation, au profit de pratiques plus techniques pour la prise en charge de la pathologie et du malade.

À l'entrée des études médicales, par facilité on a choisi de sélectionner nos jeunes confrères sur des critères scientifiques, certes faciles à interpréter et donc à noter, plutôt que sur des critères qui permettraient d'évaluer l'aptitude à soigner ses semblables.
Cette sélection (le numerus clausus) fut instaurée en 1971, avec bien sûr la louable intention de régulariser le nombre de diplômés pour l'adapter aux besoins de la population, et aux places disponibles en faculté, mais surtout avec la volonté de réglementer le nombre des futurs prescripteurs afin de diminuer les dépenses de la sécurité sociale. Dépenses qui n'ont fait qu'augmenter depuis, malgré la réduction drastique du nombre de diplômés.
Penser qu'en diminuant le nombre de médecins on diminuerait le nombre de prescriptions et donc les dépenses de l'assurance maladie, était un peu naïf. C'était oublier que les techniques évoluent, que les soins sont de plus en plus onéreux, et que la demande est croissante.
En ce qui concerne l'adaptation du nombre de médecins aux besoins des malades et la réduction des dépenses de santé, l'échec du numerus clausus est flagrant .

Depuis que la pénurie de médecins se fait sentir même à la campagne, le sujet fait débat chez les patients surtout lorsqu'ils voient arriver un praticien étranger (maîtrisant parfois mal le français) pour remplacer le médecin parti à la retraite. Le numerus clausus en médecine contribue largement à la création de véritables friches médicales .

Pourquoi continuer cette sélection plus que sévère à l'entrée des études médicales ? On peut se poser la question surtout quand on constate qu'on est obligé d'importer des médecins étrangers pour satisfaire à la demande.

Le mode de sélection des étudiants en fin de première année est basé sur le bachotage, et sur la réussite dans des matières qui ne leur serviront que peu dans leur future carrière.
Il n'est plus possible d'espérer réussir sa première année de médecine si l'on n'est pas inscrit, à côté des cours à la Faculté, à une école de bachotage. Ces « écuries » où l'on prépare les futurs carabins, sont bien sûr payantes, onéreuses, et ne permettent pas sans aide financière familiale, à un étudiant même brillant, de pouvoir espérer réussir le concours de fin d'année en dehors de ce cursus parallèle.
En 2016, il y eut 7633 places mises au concours au niveau national soit 135 de plus qu'en 2015, mais les étudiants qui entrent en deuxième année en 2017 suffiront-ils à satisfaire les besoins de la population en 2025 ? Vu l'évolution de la demande c'est peu probable. On aura donc recours de plus en plus souvent à des médecins étrangers parfois bien formés, mais parfois aussi moins bien, alors qu'on aura refusé l'entrée des études médicales à des étudiants brillants recalés pour quelques millièmes de points.

Mis à part le fait qu'il soit très sélectif, ce mode de sélection est totalement inadapté, non seulement aux besoins, mais également aux impératifs de la profession médicale qui réclame certes des têtes bien pleines, mais aussi des têtes bien faites. Lorsqu'on choisit une carrière médicale ce n'est pas un choix par défaut, parce qu'on a échoué dans d'autres disciplines, cela relève d'un réel désir de devenir soignant. Plutôt que ce stupide concours de première année des études médicales, qui n'augure en rien des aptitudes du candidat à assumer sa tâche de soignant, il serait plus logique d'obliger les futurs carabins à effectuer un stage infirmier d'une année, à l'issue de

laquelle seuls les plus compétents et les plus motivés seraient retenus.
Je suis persuadé que confronté aux dures réalités de la souffrance des malades, il y aurait beaucoup de défection en cours d'année, et qu'on pourrait ainsi limiter plus intelligemment le nombre des étudiants en médecine, si le besoin s'en faisait sentir.

Pour pallier ce manque de médecins dans certaines régions, des élus locaux ou des groupements professionnels, ont envisagé de créer des maisons médicales, le plus souvent subventionnées, pour stimuler l'installation dans ces zones déshéritées.
L'idée est séduisante, mais il semble qu'elle fasse long feu. Pour toutes les raisons énoncées plus haut, (le peu de motivation pour ce type d'exercice, le désir de ne pas s'enfermer « à vie » dans une pratique que l'on peut être susceptible de vouloir faire évoluer, et les contraintes de ce type d'exercice), le simple fait de diminuer les charges de fonctionnement d'un cabinet ou l'attribution d'une prime, pour inciter un médecin à venir s'installer, n'ont pas suffi à résoudre ce problème.

Alors que faire ? En mai 2012 le conseil national de l'Ordre des médecins a émis une proposition (régulièrement reprise par certains responsables politiques) qui envisage d'obliger les jeunes médecins à s'installer en priorité dans les zones déshéritées, et n'autoriser l'installation que si elle correspond à une nécessité géographique, (c'est ce qui se pratique déjà pour l'installation des pharmaciens).
C'est une piste à suivre, autoritaire certes, mais peut être nécessaire.

Cependant, plutôt que d'envisager des mesures de replâtrage ou un dispositif autoritaire, ne vaudrait-il pas mieux établir un état des lieux, et accepter l'idée que dans certaines zones, l'exercice libéral de la médecine n'est plus adapté aux besoins du terrain.
Si l'on accepte ce postulat, on peut envisager la création de centres de santé, dont le financement serait assuré par la collectivité (territoriale ou l'état et/ou par les caisses d'assurance maladie), afin que les populations locales puissent avoir recours à des prestations de soins identiques à celles dont elles pourraient bénéficier dans d'autres endroits du territoire, où la médecine libérale assure ce service de santé publique.
Il serait plus facile de recruter des jeunes médecins en leur proposant un contrat de deux ou trois ans, renouvelable, en leur assurant un salaire attractif, (ce qui correspondrait à leurs attentes : salariat et crainte de s'engager à vie), et en valorisant leur outil de travail, plutôt que de tenter de les appâter par des primes à l'installation ou de les contraindre par des mesures autoritaires.
Pour valoriser les conditions de travail on peut envisager que ces centres médicaux soient équipés d'un matériel de base permettant de pratiquer les premiers soins d'urgence, d'un matériel de radiologie ainsi que d'appareils de biologie, simples à utiliser, comme ceux que possèdent les vétérinaires, car il est paradoxal de constater que ces derniers sont mieux équipés que les médecins généralistes.
Chez le vétérinaire, votre chien ou votre chat bénéficie d'un examen clinique complet, puis si nécessaire d'une radio ou d'un examen sanguin, et en moins d'une heure il peut se faire une idée assez précise de la pathologie dont souffre votre animal, grâce à son examen et à quelques analyses ou radios complémentaires.

Par contre si vous allez chez votre médecin, vous n'aurez droit qu'à un examen clinique, et si votre état nécessite des radios ou examens complémentaires vous ne pourrez les effectuer que dans un deuxième temps, puis revenir quelques jours plus tard avec les résultats, afin que votre médecin puisse établir un diagnostic précis et vous prescrire le traitement adéquat. C'est d'ailleurs parfois l'argument que développent des patients qui viennent consulter directement au service des urgences. Lorsque on leur demande pourquoi ils n'ont pas consulté leur médecin plutôt que de venir encombrer un service déjà surchargé. Ils vous répondent :

- Vous comprenez docteur, si j'ai besoin d'examens complémentaires, ici je les aurai tout de suite.

Effectivement, si nécessaire, le malade passera une radio qui permettra d'affiner le diagnostic et bénéficiera quasi systématiquement d'une analyse biologique.
Dans ce cas, le malade aura simplement bénéficié des mêmes techniques diagnostiques que votre chien ou votre chat chez le vétérinaire !

Il faut modifier profondément la consultation de médecine générale si l'on veut qu'elle redevienne un acte de valeur, et non comme c'est parfois le cas, une simple prescription d'ordonnance sur les conseils d'un spécialiste, et redonner ainsi aux jeunes confrères l'envie de faire de la médecine générale dans un environnement technique adapté et valorisant.

Je me souviens, jeune médecin, avoir remplacé des confrères en milieu rural qui possédaient un appareil de radiologie dans le cabinet. Il y a une quarantaine d'années le médecin faisait couramment, surtout en milieu rural, des

examens radiologiques à ses patients dans le cadre même de la consultation de médecine générale. Cette pratique a progressivement disparu pour des raisons essentiellement techniques, mais l'imagerie médicale a fait beaucoup de progrès et il est très facile aujourd'hui d'avoir un appareil de radiologie simple, dans un cabinet de médecine générale, afin d'obtenir des clichés de qualité pour des pathologies qui ne nécessitent pas la mise en œuvre de techniques avancées. De plus grâce à la numérisation des images, on peut facilement demander l'avis d'un spécialiste radiologue à distance si nécessaire.
Certes la mise en place de telles pratiques peut être perçue comme un manque à gagner pour les radiologues et les biologistes, cependant on peut prévoir un temps d'adaptation afin de leur permettre de se tourner vers des techniques plus sophistiqués qui correspondent davantage à leurs compétences. Il y aurait peut-être aussi la réticence de certains médecins généralistes qui se sont installés dans un ronron confortable et qui ne tiennent pas à changer de pratiques, libre à eux, mais l'avenir se doit d'être innovant .

Certes une telle transformation de la consultation de médecine générale nécessite des investissements matériels et des coûts d'exploitation plus importants, cependant ce type de réalisation est parfaitement envisageable et rentable, et je n'en veux pour preuve, que le fait que ce modèle de cabinet fonctionne en Suisse où en plus, les médecins travaillent avec des horaires plus confortables qu'en France, et où ils sont nettement mieux payés (2) .

Cela ne résoudra cependant pas le problème de la permanence des soins la nuit, car il est évident que l'on ne peut pas demander au médecin, après une journée de travail, d'être encore disponible pour se déplacer en pleine

nuit auprès d'un malade forcément loin situé. Là encore ce n'est qu'un problème de moyens. On peut parfaitement envisager un système basé sur celui de « SOS médecins » afin d'avoir un praticien disponible pour effectuer une visite à domicile si nécessaire en dehors des heures d'ouverture des cabinets.
Cependant, contrairement à ce qui se passe en milieu urbain, la mise en place d'un tel système n'est pas rentable dans un milieu à l'habitat dispersé, raison pour laquelle, s'agissant d'une nécessité de santé publique, le coût doit être prise en charge par la collectivité.

Les solutions existent, si l'on veut bien sortir des schémas préétablis et cesser de reproduire des solutions que l'on sait d'avance vouées à l'échec, mais existe-t-il chez les politiques chargés de la santé publique, et chez les responsables professionnels, une réelle volonté de les mettre en œuvre ?

Pour la Sécu, un bon médecin est un médecin docile.

Pour fêter les 70 ans de la sécurité sociale qui fut créée en 1945, Marisol Touraine avait annoncé le lancement d'une réflexion destinée à déboucher sur un régime maladie universel, et sur une simplification radicale de la couverture de soins. Le ministère de la santé espérait sans doute ainsi, contourner la grogne des professionnels suscitée par la loi santé visant à mettre fin à une certaine pratique libérale de la médecine, qui, pour certains économistes de gauche, est en contradiction avec le fonctionnement de l'assurance-maladie.

À l'occasion de cet anniversaire on aurait pu s'attendre à une remise en cause du système, afin de trouver les moyens de mettre fin au déficit chronique dont il souffre.

Depuis 30 ans la sécu multiplie les initiatives, (carnet de santé, mise à la retraite anticipée de médecins, etc..) destinées à limiter les dépenses. Autant d'échecs ; peu importe, en avant toute ! Et prenant peut-être exemple sur le ministère de l'éducation nationale, la sécu considère que ce n'est pas elle qui est dans l'erreur mais que ce sont les autres qui ne comprennent pas le bien-fondé de ses actions. Il suffit pourtant de regarder chez nos voisins, Allemands, Suisses ou Néerlandais pour s'apercevoir que notre système n'est peut-être pas ce qu'il y a de mieux.

Différentes études effectuées soit par l'OCDE soit par l'OMS montrent qu'avec 20 % d'habitants en plus, l'Allemagne dépense moins dans le domaine de la santé que la France, avec pourtant une couverture sanitaire équivalente et des salaires plus attractifs pour les médecins, mais ces conclusions sont difficilement acceptables par des dirigeants dogmatiques qui, depuis 30 ans, s'efforcent d'établir l'hégémonie de la sécurité sociale sur tout le système de santé.
L'IFRAP (fondation pour la recherche sur les administrations et les politiques publiques) a comparé récemment les deux systèmes. Alors qu'en France l'assurance-maladie est chroniquement déficitaire, en Allemagne elle dégage des excédents. Comment est-ce possible alors que nous possédons le meilleur système de santé au monde d'après nos dirigeants ?
Pour l'IFRAP, la France devrait s'inspirer du modèle allemand. Parmi les points évoqués, certains peuvent être discutables, comme l'instauration de franchise sur les médicaments et les soins hospitaliers, d'autres sont cités pour mémoire, comme la revalorisation de la médecine générale (depuis le temps qu'on en parle !) mais d'autres semblent fondamentaux comme la mise en concurrence de différentes caisses d'assurance maladie, qui devrait être une des premières pistes à explorer. En Allemagne, aux Pays-Bas et en Suisse il existe une obligation d'assurance pour tous les citoyens, mais avec la liberté du choix de l'assureur. Le marché de la santé reste très réglementé, mais la concurrence permet de diminuer les coûts.

Il faudrait enfin admettre que notre système d'assurance-maladie est obsolète, et s'inscrit dans une logique de dépenses dont chacun (professionnels de santé, industrie pharmaceutique, établissements de soins) cherche à profiter au maximum, parfois d'ailleurs simplement pour ne pas être spolié par des taux de remboursement inadaptés à l'évolution des pratiques médicales et paramédicales.

L'ensemble de l'édifice est gangrené. Seule une remise à plat de la prise en charge des dépenses de santé et de la protection sociale, permettra de déboucher sur des solutions viables. Mais cela implique une remise en cause totale de la sécurité sociale actuelle, véritable état dans l'état, et sa mise en concurrence avec d'autres systèmes de prévoyance qui n'auront aucune difficulté à être plus performant.

Hélas en France, c'est une hypothèse qui ne peut paraître que scandaleuse à notre intelligentsia dirigeante qui préfère continuer à poser des cataplasmes sur une jambe de bois, plutôt qu'envisager une réforme en profondeur de l'institution.

On continuera donc à prendre des mesures « de surface » telles que celles destinées à supprimer des remboursements au nom d'un dogmatisme moralisateur qui propose de ne plus rembourser que les « grands » médicaments , sous-entendus utiles, et pas les « petits », sous-entendus inutiles, ce qui pénalise le malade, et satisfait pleinement les assurances complémentaires qui bénéficient ainsi du marché .

On nous dit aussi vouloir privilégier le développement des génériques et lutter contre les dépassements d'honoraires des médecins. Tous les observateurs du monde de la santé savent que les génériques sont déjà largement répandus et que leur usage généralisé pourra entraîner quelques économies supplémentaires, mais ne réglera sûrement pas le problème du déficit de l'assurance maladie.

Déficit en grande partie dû à la fraude aux cotisations sociales liées au travail dissimulé .

La cour des Comptes, nous explique que « la fraude transnationale, la sous-traitance en cascade, les faux statuts, les circuits de financement occultes compliquent la tâche des agents chargés du contrôle des cotisations ». Il ne faut donc pas s'étonner que le taux de recouvrement de ces cotisations impayées reste dérisoire : seulement 1,5 % de la fraude liée au travail dissimulé a pu être sanctionné ; pourtant si cette fraude n'existait pas il n'y aurait plus de déficit de la sécu et même un léger excédent ! Tous les observateurs s'accordent pour estimer que ce chiffre se situe aux alentours de 20 milliards d'euros !

Les entreprises ne sont pas les seules à frauder. En 2013 les services de contrôle de la sécurité sociale ont détecté 636 millions d'euros de fraude, soit 13 % de plus que l'année précédente, d'après le bilan de la Délégation Nationale de la Lutte contre la Fraude (1). Ce chiffre totalise les fraudes effectuées au détriment des caisses de sécurité sociale et celles liées aux cotisations sociales. Les fraudes à l'assurance maladie, soit 174 millions d'euros, représentent « seulement » 1/1000 des dépenses de l'assurance maladie. Cependant ces chiffres sont obligatoirement sous-estimés car ils ne concernent que les fraudes détectées par les organismes de surveillance.

La fraude à l'assurance maladie concerne principalement les professionnels de santé. Les assurés sociaux, eux, n'ont été estimés responsables « que » de 19,7 millions d'euros, somme qui correspond aux indemnités journalières ou aux pensions indûment versées, mais qui ne prend pas en compte la fraude liée à l'usage illégal d'une carte vitale beaucoup plus difficilement repérable.

Parmi les professionnels épinglés, arrivent en tête les infirmiers qui ont facturé 18,3 millions d'euros pour des soins non réalisés, viennent ensuite les transporteurs

sanitaires qui ont facturé pour 17,6 millions de transports fictifs ou effectués avec un véhicule non agréé ou non autorisé, nettement plus que les médecins, responsables de 6,1 millions d'actes facturés à tort (et le tiers payant n'est pas encore généralisé !), les chirurgiens-dentistes (4,7 millions), les pharmaciens (4,2 millions), et enfin les kinésithérapeutes qui ferment la marche avec « seulement » 3 millions d'euros. Quant aux établissements de santé ils ont facturé des actes fictifs ou surcotés pour 65,8 millions d'euros.
Les prestations familiales, aides au logement et autres prestations sociales n'échappent pas non plus à la fraude qui a augmenté de 18 % en 2013 pour atteindre 143 millions d'euros.

Ces escroqueries à l'assurance maladie sont assez facilement repérables et donc punissables contrairement à la fraude aux cotisations sociales beaucoup plus difficiles à réprimer.

Sans doute pour essayer de faire quelques économies de plus, la sécurité sociale a décidé de récompenser les médecins pour les inciter à respecter des objectifs dits de santé publique .
Il faut savoir que depuis quelques années la sécurité sociale verse des primes aux médecins, appelés ROSP (rémunération sur objectifs de santé publique) s'ils respectent les objectifs définis par les technocrates de la caisse. Ces objectifs portent sur l'organisation du cabinet, le suivi des pathologies chroniques, des actions de prévention et de santé publique, et, sur ce qui sous le nom d'indicateurs d'efficience, désigne des consignes de prescription. Ces primes sont loin d'être négligeables et ont atteint environ 6700 € par an et par généraliste en 2015.

Certes, lutter contre les prescriptions ou les arrêts maladie abusifs ne peut être qu’encouragé, mais là où le bât blesse c'est dans la méthode. Car en proposant d'étoffer encore le cadre de la ROSP, la sécurité sociale accentue son emprise économique sur le médecin au détriment de son pouvoir de décision, et on peut craindre qu'à terme le médecin n'aura plus que la liberté d’être conventionné ou pas.

En ne revalorisant pas le prix de l’acte médical et en proposant de compenser le manque à gagner par une rémunération sur des objectifs de santé publique, la sécurité sociale fait du médecin son obligé. Rien d’étonnant alors qu’elle lui demande maintenant d’appliquer un barème en matière d’arrêts pour maladie, élaboré d’après des données statistiques et non pas individualisé pour chaque malade: trois jours pour une angine, cinq pour une grippe, etc. etc. sous peine de non-paiement de ces fameuses primes.

Depuis quelques années, les médecins ont accepté des compromis qui ont progressivement porté atteinte à leur liberté d'exercice. Cette liberté s'accompagne quelquefois d'abus, bien sûr, qu’il faut savoir repérer et sanctionner, mais si la liberté du médecin doit se restreindre uniquement à celle que lui accorde l'organisme payeur, il faudra accepter que dans l'avenir il ne puisse plus proposer aux malades que des schémas thérapeutiques préétablis, où le rapport coût/efficacité prévaudra, au détriment bien sûr de l'indispensable adaptation personnalisée d'un traitement.
La généralisation du tiers payant (2) achèvera la mise en place de ces mécanismes destinés à mettre les médecins sous la tutelle des caisses, qui disposeront ainsi d'effecteurs dociles, car il existera entre la sécurité sociale et les médecins un lien de subordination, identique à celui

qui existe entre l'employeur et l'employé, mais sans contrat de travail, donc à sens unique et soumis au pouvoir léonin des caisses, qui distribueront la paye selon leur bon vouloir, en fonction des bons points ou des mauvaises notes qu'aura accumulé le praticien. Elles pourront désormais facilement refuser le remboursement d'un acte qui ne s'inscrit pas dans un protocole de soins validé par ses experts, ou parce que la prescription ne correspond pas à ses recommandations. Les médecins seront alors soumis pieds et poings liés à l'organisme payeur, se devant d'appliquer ce que la caisse attend d'eux, et non pas uniquement ce que nécessite l'état du malade.

Pour éviter ce manque à gagner il est probable que les médecins appliqueront à la lettre les consignes, il en sera fini de leur liberté et de celle des malades. La pratique médicale sera enfin formatée !

Épilogue

Tout au long des chapitres précédents nous avons jeté un regard sur des nouvelles techniques qui vont profondément modifier la manière de soigner et d'envisager la santé, ou sur certains problèmes que rencontre la profession. Ces évolutions ou mutations vont s'inviter, de gré ou de force dans la pratique médicale et vont en modifier profondément le fonctionnement.
Avec le développement de l'intelligence artificielle et de l'utilisation quasi industrielle des Big Data il faut s'attendre à ce que d'une manière ou d'une autre les robots remplacent l'humain dans de nombreuses tâches, la médecine ne saurait y échapper. Dans certaines spécialités médicales très techniques, comme la radiologie, on peut facilement imaginer que dans quelques années le radiologue soit remplacé par un robot lecteur de clichés qui comparera l'image à étudier aux millions de celles qu'il aura en mémoire afin d'en déterminer la normalité ou l'aspect pathologique, le radiologue n'intervenant plus que pour déterminer les examens complémentaires à effectuer si l'image révèle une anomalie. De même si on truffe l'individu de sondes qui renseignent en temps réel des bases de données centralisées, capables d'évaluer l'état de santé du sujet en fonction des données recueillies par ces capteurs, on peut imaginer des sortes de station-service

sur les aires de repos d'autoroute, ou dans les squares des grandes villes, où il suffirait de se brancher quelques secondes pour être immédiatement renseigné sur son état de santé. Enfin, tout au moins sur ce que les capteurs seront capables de transmettre, car comme certainement bon nombre de mes confrères j'ai souvent vu des gens mourir avec des résultats biologiques normaux !
Pour l'instant nous ne savons pas encore apprécier et quantifier à l'aide de compteurs ou de capteurs, une sensation de fatigue, de mal être, où une douleur, et devons avoir recours à un autre humain pour l'exprimer. Peut-être que nous inventerons des détecteurs spéciaux pour ce type d'informations, se posera alors de manière plus aiguë le problème du recours à une intelligence artificielle pour juger de la normalité d'un sentiment.
Tout dépendra de la position du curseur. Dans leur dernier ouvrage de référence pour estimer différentes pathologies (le DSM-5), les psychiatres ont décidé que la colère ou la gourmandise pouvait être considéré comme des pathologies ! Tout dépend de l'endroit où l'on situe le curseur pour déterminer la norme.
Si nous n'y prenons garde, nous risquons nous retrouver dans une société normalisée où tout sera formaté, les esprits comme les corps, où toute originalité sera considérée comme pathologique, toute passion comme un dévoiement du désir, tout désir comme une dérive anormale de l'envie, toute mélancolie ou tristesse comme l'expression d'une névrose à soigner; fini les poètes, les compositeurs, les peintres, et sculpteurs qui bousculent l'ordre établi par l'originalité de leurs créations (qui peuvent parfois devenir plus tard des normes !) Fini l'individualité, fini aussi la solidarité et la fraternité du « tous pour un » ou du « un pour tous », qui n'auront plus de raisons d'être, plus besoin d'aider le plus faible puisque nous serons tous forts... Vive le tous pareils!

Nous n’en sommes pas encore tout à fait là mais comme le remarque jacques Testart (1):" ce qu'on refuserait aujourd’hui, parce que la proposition fait violence, on le demandera demain et on ne saura plus s'en passer après-demain. C’est la force du "progrès" que d'annuler les interrogations éthiques ou prudentielles par la vertu de l'accoutumance. Alors, c’est bien en amont qu’il faut décider de ce qu'on acceptera, c’est-à-dire poser des limites à la toute-puissance"
Mais comment? Est-ce à coup de décrets ou de lois qu'on pourra encadrer le développement de ces applications?
Face à la puissance de sociétés telles que Google, Apple, Facebook ou Amazon (GAFA), qui se rient des réglementations fiscales des pays dans lesquels elles sont implantées, il est probable que les limites d’une réglementation nationale seront vite franchies, et qu’un consensus international sera nécessaire pour que chaque peuple, chaque représentant d’une civilisation, puisse trouver dans le développement de ces techniques le moyen de valoriser ses acquis culturels et sociaux, et non celui de les détruire par une uniformisation aveugle, qui au nom d'une idéologie égalitaire araserait nos différences pour favoriser un pouvoir hégémonique et mercantile.
Quelles mesures avons-nous prises jusqu’à présent ? À part les mises en garde de quelques scientifiques ou philosophes, je n'ai encore entendu aucun homme politique évoquer le sujet. Ils préfèrent se préoccuper du changement climatique, sur lequel il est vraisemblable qu'ils n'auront aucune action, mais au moins, cela est plus porteur médiatiquement et électoralement. Façonner la société dans laquelle devront vivre nos enfants semblent être le cadet de leurs soucis.

Quant aux médecins, leurs syndicats se battent pour des revalorisations de 2 ou 3 € ou sur l'application du tiers-payant, mais je ne les ai pas encore entendus se manifester pour envisager en profondeur une réforme du système de soins qui leur permettrait d'en rester les décisionnaires. Il se passera pour la médecine ce qui s'est passé pour les taxis. Uber sera remplacé par les complémentaires « santé » ou les caisses de sécurité sociale. Sous prétexte d'offrir à l'usager une simplification des démarches, elles vont organiser des réseaux de soins qui leur permettront, pensent-elles, de contrôler et de réguler les dépenses de santé.
Certains économistes qui se soucient davantage du rendement financier que de la qualité des soins, affirment à qui veut l'entendre, que les réseaux de soins sont une nécessité, et qu'on ne saurait y échapper, car ils seront générateurs d'économies et amélioreront la qualité des soins. Cette thèse est récusée par d'autres, comme Frédéric Bizard (2) qui affirme "le réseau n'a aucun intérêt à privilégier la qualité puisque son seul objectif, c'est de faire baisser les prix" et il ajoute que cela "constituerait une sérieuse menace sur la liberté de choix des professionnels de santé et sur leur indépendance". Quant au secret médical, malgré tout ce qu'on pourra nous en dire, il aura bien du mal à être préservé dans ce système où les intervenants seront multiples, et où l'assureur aura tout intérêt à utiliser les données de santé de chacun d'entre nous pour définir le risque, et par là même la cotisation demandée.
Cependant la mise en place de ces plates-formes de services peut présenter certains avantages pour l'usager lorsqu'il n'a besoin que d'un simple dépannage médical. Ces petites urgences ne nécessitent pas la prise en charge de l'ensemble du dossier médical du patient, mais

requièrent simplement la mise à disposition rapide d'un praticien pour régler un problème de santé ponctuel.
Alors pourquoi ne pas mettre en place dès maintenant, sous la responsabilité de la profession, des plates-formes de services chargées d'orienter le patient vers le professionnel de son choix pour une consultation approfondie, ou vers un centre de soins d'urgence non hospitalier, pour régler un problème de santé ponctuel ?
On peut légitimement penser que cette organisation gérée par des professionnels de santé serait davantage garante de la qualité des soins et du respect du secret médical, que des structures mises en place par des organismes payeurs dont la finalité est toute autre.
Qu'attend-on pour le faire avant que d'autres ne nous l'imposent?
Mais les médecins ne savent pas se défendre, ils réagissent bien souvent avec 10 ou 15 ans de retard, pour adapter leurs pratiques aux changements de la société qu'ils ne voient pas venir, trop occupés à travailler "la tête dans le guidon".

Comment les médecins vont-ils réagir lorsque la GPA sera techniquement possible avec des utérus artificiels, dans lesquels il suffira d'introduire un ovule et un spermatozoïde, puis un liquide nourricier afin d'obtenir 36 semaines plus tard un nouveau-né ?
Vont-ils approuver en masse cette technique conceptionnelle, ou au contraire refuser d'y participer ?
Les problèmes techniques de ce genre de fécondation seront, n'en doutons pas, un jour résolus par les biologistes ; se posera alors le problème pour les médecins de savoir s'ils veulent se cantonner uniquement à un rôle technique, ou si, considérant que le contact intime pendant neuf mois de gestation entre la mère et le fœtus est

indispensable, ils s'en détournent et refusent de participer à ces manipulations. Le choix ne sera pas simple, car les arguments en faveur d'une gestation hors du corps féminin peut représenter socialement bien des avantages. Les couples pourraient concevoir un enfant sans les inconvénients de la grossesse pour la mère, et mis à part quelques jours d'interruption de travail pour assurer l'arrivée du nouveau-né dans le couple, ce qui ne nuirait pas autant à la vie des entreprises qu'un congé de maternité, ils pourraient reprendre rapidement leurs activités professionnelles en confiant ensuite l'enfant à une nourrice, puis à une crèche, puis à l'école maternelle.
Les médecins voudront-ils être les complices d'un monde dans lequel la conception et l'éducation des enfants auraient perdu toute intimité affective, au profit d'un formatage social uniquement dicté par des impératifs politiques ou économiques?
S'ils refusent de participer à ce monde déshumanisé il faudra qu'ils adaptent rapidement leur code de déontologie, qui n'est pas prévu pour ce type de pratiques, afin de pouvoir légalement s'y opposer.
Car si le médecin veut rester libre, libre de ses choix thérapeutiques, libre de choisir sa spécialité, libre d'exercer selon ses désirs, il devra veiller à ce que des mesures administratives ne viennent progressivement restreindre cet espace de liberté dont il jouit encore, et dont profite le malade.
N'oublions pas, les médecins et les malades mènent un même combat, que ce soit pour limiter la prolifération des substances toxiques dans la vie de tous les jours, comme avec les perturbateurs endocriniens, pour réclamer des vaccins sans aluminium, pour inciter à la recherche dans des domaines délaissés, car peu rentables, comme avec l'utilisation thérapeutique des virus, ou pour refuser toute aliénation à des réseaux de soins obligatoires.

Il leur faudra aussi se libérer à titre individuel et collectif, de la tutelle invisible, mais bien présente, de l'industrie pharmaceutique qui a su infiltrer tous les échelons de la profession pour se rendre incontournable et mieux imposer ses règles au marché de la santé.

Médecins et malades devront rester très vigilants s'ils veulent pouvoir conserver cet espace privilégié de confidentialité nécessaire à toute bonne relation thérapeutique, car cette démarche sera sûrement perçue comme la manifestation égoïste d'un individualisme réactionnaire, dans un monde où tout un chacun devra être normalisé et formaté selon des critères précis, pour pouvoir évoluer vers une société dont la finalité nous échappe encore.
Sans verser dans la nostalgie, il est probable que la médecine ne sera plus ce qu'elle était. Souhaitons seulement qu'elle soit meilleure !

Bibliographie

L'ubérisation de la médecine

(1) : Interview de Michel Bauwens – Le Monde 25 juin 2015

(2) : « Blablacar et Airbnb : le partage est le nouveau stade du capitalisme. » par Charles-Antoine Schwerer – latribune.fr

(3) : « L'uberisation de la santé est en marche » par Ph . Rollandin - lalettredegalilee.fr- 11/10/2016

Transhumanisme : Le médecin ne sera-t-il plus qu' un technicien chargé de la maintenance ?

(1) : - www.dsm5.org

(2) : « CRISPR-Cas9 : Des ciseaux pour le cerveau » -lejournal.cnrs.fr- 25/05/2016

(3) : « Des chercheurs ont créé un embryon chimérique cochon-humain » m.20minutes.fr/sciences – 27/01/2017

(4) : « Le transhumanisme est-il un humanisme ? » - Gilbert Hottois-

Édition Académie Royale de Belgique

(5) : « Homo artificialis »
-Guy Vallancien – Éditions Michalon -

(6) : « La révolution transhumaniste »
-Luc Ferry – Éditions Plon -

(7) : « Demain les post-humains »
- Jean-Michel Besnier – Éditions Fayard -

(8) : « Our posthuman future »
- Francis Fukuyama – ed. Farrar, Straus, and Giroux -

Les revers de la médaille

(1) : « Nous sous estimons la gravité des perturbateurs endocriniens sur la fertilité »
F. Oliviennes – Le Monde 4 dec 2016

(2) : European Food Safety Authority (EFSA) – efsa.europa.eu/fr/

L'industrie pharmaceutique a-t-elle une éthique ?:

(1) : Campagne de « Médecins du monde »
- mariane.net du 13 juin 2016
- rtl.fr du 13 juin 2016

(2) : Appel de 110 cancérologues contre le coût des traitements…

- lefigaro.fr du 14/03/2016

(3) : Innovative medicines initiative (IMI) : joint undertaking between C.E. & EFPIA
www. drive-ab.eu

(4) : 20minutes.fr du 10/08/2015

(5) : Rapport sur les ruptures de stock 20/03/2013
- acadpharm.org

(6) : -apesac.org

Des virus qui nous veulent du bien

(1) : « Measlesvirus for cancer therapy »-
Russel SJ & Peng KW
www.mayo.edu/research/publications

(2) : www.univ-nantes.fr/gregoire-m

Les vaccins, contraindre ou convaincre ?

(1) : « Sommes nous tous égaux devant la vaccination » par Romain Gherardi
- Conversations scientifiques de E Klein- France Culture 17/12/2016

(2) : Le figaro magazine du 9/10/2016

(3) : Enquête SFMG, étude D.I.V.A. 4 oct 2016 -
www.sfmg.org-

L'hôpital :

(1) : Publication de la Cour des comptes
« La dette des établissements publics de santé » 10/04/2014
-www.ccomptes.fr-

Apparence, comportement, santé...Le sexe est partout !

(1) : Arthur Arnold – University of California – Los Angeles
www.researchgate.net/profile/Arthur_Arnold3

(2) : www.pourlascience.fr – 15/11/2010

(3) : www.lefigaro.fr – 29/12/2013

GPA, un nouvel esclavagisme.

(1) : MIA n°1389, mai 2013 -magazinemia.com

(2) : cryosinternational.com

(3) : « Pregnancy leads to long-lasting changes in human brain structure »
www.nature.com/neuro/journal – 19/12/2016

(4) : « Breastfeeding in the 21th century : epidemiology, mechanism and life long effects »
vol 387, n° 10017 p.475-90 30/01/2016
-thelancet.com

Les femmes médecins

(1) : « Le figaro » 19/07/2015

Recherche médecin désespérément

(1) : www.egora.fr – 30/11/2016

(2) : www.egora.fr - 08/10/2016

Pour la secu, un bon médecin est un médecin docile.

(1) : Délégation Nationale de Lutte contre la Fraude (DNLF)
W.W.W.economie.gouv.fr

(2) : « Comment la généralisation du tiers payant est en train de
produire une médecine à deux vitesses » -
Frédéric Bizard
W.W.W.atlantico.fr – 03/01/2017

Epilogue

(1) : - « Transhumanisme : pour quoi faire ?
Jacques Testart – Déc 2013
jacques.testart.free.fr

(2) : « Coût, qualité, indépendance : l'économiste F. Bizard
torpille les réseaux de soins »- Le Quotidien du médecin-
01/12/2016
www.lequotidiendumedecin.fr

Santé et Médecine

aux éditions L'Harmattan

Dernières parutions

ALLO DOCTEUR, ICI LA MAMAN DE JULIEN
L'expérience d'un médecin des nourrissons et des enfants
Gardea Alexandre
Ce livre est né d'un désir et d'une question : le désir était d'être utile, la question était : comment faire ? Le pédiatre est confronté au défi d'un assemblage parfois complexe entre les désirs des parents et l'expression de l'enfant. La période ici choisie va de 0 à 3 ans, l'entrée en maternelle, qui marque la fin de l'exclusivité parentale. C'est donc l'expérience de ce métier, construite par la confrontation à des questions, des soucis, des peurs, qui a construit la trame de cet ouvrage.
(15.00 euros, 136 p.)
ISBN : 978-2-343-12516-9, ISBN EBOOK : 978-2-14-004189-1

MÉDECINE DU CORPS, MÉDECINE DE L'ÂME
Boudon-Millot Véronique, Bourgeois Bernard, de Ladoucette Olivier, Reber Bernard, Sarfati Georges-Elia
De Galien de Pergame, héritier d'Hippocrate, à Victor Frankl, père de la « logothérapie », en passant par Freud ou Ostad Elahi, une question court à travers les âges : celle d'une santé, et donc d'une médecine et d'une thérapie, qui prendraient en vue l'homme tout entier, « corps et âme ». Ainsi, quels sont les facteurs psychologiques et spirituels du bien être et de la longévité ? Qu'est-ce qu'une « maladie de l'âme » ? Telles sont quelques-unes des questions sur lesquelles se penchent ensemble les intervenants de cette journée.
(Coll. Journées de la solidarité humaine, 18.00 euros, 168 p.)
ISBN : 978-2-343-12693-7, ISBN EBOOK : 978-2-14-004335-2

ESTHÉTIQUE & PSYCHIATRIE
Godefroy Michel
Cet ouvrage établit l'hypothèse selon laquelle l'esthétique et son conflit primaire, considérés comme un choc fondateur de l'appareil psychique, pouvaient jouer un rôle dans la psychopathologie des troubles mentaux. Après une première partie établissant les bases de l'hypothèse, celle-ci voit son illustration dans la seconde partie qui étudie les principaux syndromes de la clinique psychiatrique. Une nouvelle approche de l'esthétique et de la psychiatrie est alors ouverte.
(Coll. Eidos série Retina, 21.50 euros, 208 p.)
ISBN : 978-2-343-12739-2, ISBN EBOOK : 978-2-14-004308-6

LA PSYCHANALYSE ET LES RÉANIMÉS
Les vêtir de paroles
Gazengel Joseph
La réanimation naissante a rencontré l'auteur, médecin, dès le début de sa pratique de l'hôpital, puis ils ne se sont guère quittés. Même la retraite ne les a pas tenus longtemps séparés, puisqu'elle l'a bientôt rattrapé dans l'expérience personnelle de la maladie. Cet ouvrage offre une lecture ciselée au scalpel du monde de la maladie et de l'hôpital, tant du point de vue du malade que de celui du médecin.
(Coll. Clinique psychanalytique et Institution, 16.00 euros, 146 p.)
ISBN : 978-2-343-12496-4, ISBN EBOOK : 978-2-14-004161-7

PSYCHIATRIE ET INTERDISCIPLINARITÉ
Marchais Pierre
Avec la participation d'Alain Cardon
À l'ère du numérique, la connaissance en psychiatrie tend à devenir plus globale et plus précise. Elle consiste à établir des liens entre des disciplines différentes, malgré les frontières qui les séparent. Cet ouvrage nous prouve que l'interdisciplinarité éclaire progressivement la psychiatrie par de nouvelles connaissances plus cohérentes et congruentes avec le réel, incitant à adopter des traitements mieux ciblés et plus adaptés.
(23.50 euros, 230 p.)
ISBN : 978-2-343-12235-9, ISBN EBOOK : 978-2-14-004155-6

GUÉRIR PAR LE RÊVE
L'onirothérapie depuis l'Antiquité jusqu'à nos jours
Crocq Louis
De tous temps, les humains ont demandé au rêve la guérison de leurs maux. Dans l'Antiquité gréco-romaine, cette pratique de l'« onirothérapie » était courante. Plus tard, Freud découvrit la fonction essentielle des rêves, qui était alors de satisfaire dans l'imaginaire un désir resté inassouvi dans la vie réelle. Cet ouvrage revient sur l'histoire de cette pratique, analysant notamment le somnambulisme artificiel, l'hypnose ou encore le rêve éveillé, et ce afin de traiter les troubles psychiques et psychosomatiques.
(23.50 euros, 220 p.)
ISBN : 978-2-343-12337-0, ISBN EBOOK : 978-2-14-004197-6

LA VIE AU CŒUR DE LA PERTE
Bejar Marie
On pourrait croire qu'il s'agit d'une histoire de pertes : perdre la santé, la vie, l'homme qu'on aime... Mais on y découvre surtout une histoire de vie, d'amour, de ressources et de transformation. La première partie du témoignage traite de cette maladie qui mène à la mort. La deuxième partie évoque les deux premières années de deuil. L'auteure puise dans ses notes, ses rêves et ses créations picturales.
(Coll. Au-delà du Témoignage, 14.00 euros, 88 p.)
ISBN : 978-2-343-12281-6, ISBN EBOOK : 978-2-14-004175-4

DE L'OMBRE À LA LUMIÈRE
Mon parcours de personne drépanocytaire
Bokapa Ewe Minel Princilia - Préface du Dr Gilius Primaël Aloumba
La drépanocytose est une maladie du sang, causée par la mutation du gène de l'hémoglobine. C'est une maladie génétique dont les principales manifestations sont les crises vaso-occlusives. Cet ouvrage relate le combat de vie de l'auteure contre la maladie. La drépanocytose est dépeinte sous tous ses aspects, abordant aussi bien les luttes physiques que psychologiques.
(Coll. Harmattan Congo-Brazzaville, 18.00 euros, 170 p.)
ISBN : 978-2-343-12034-8, ISBN EBOOK : 978-2-14-004141-9

SCIENCES ET ACTION PUBLIQUE : UN MARIAGE FÉCOND
L'exemple de l'alcool au volant
Pérez-Diaz Claudine
Faut-il fonder des politiques publiques sur les sciences ? Cet ouvrage répond à cette question sur le phénomène de l'alcool au volant, en rassemblant les apports de travaux scientifiques et d'archives institutionnelles. La genèse de diverses lois montre que le droit intègre tardivement des savoirs qui pourtant le légitiment. L'auteur revient sur l'analyse de la mise en œuvre de ces lois, qui atteste d'une lente imprégnation de l'action publique par des acquis scientifiques.
(Coll. Sciences et Société, 25.00 euros, 248 p.)
ISBN : 978-2-343-12366-0, ISBN EBOOK : 978-2-14-004157-0

MÉMOIRES D'UNE SAGE-FEMME
Hymne à la vie, hymne à l'amour
Arqué-Mathon Françoise
Ces mémoires racontent près de quarante ans d'exercice passionné du métier de sage-femme. À travers ce récit personnel se dessine une évolution : le dogme du « tu accoucheras dans la douleur », battu en brèche par la méthode du docteur Lamaze et, surtout, la reconnaissance de la sensorialité du bébé scientifiquement prouvée. Malgré les résistances de certains, l'auteur a pris part à cette évolution qui correspondait à ses intuitions de débutante, renforcées par son expérience.
(20.00 euros, 236 p.)
ISBN : 978-2-343-12530-5, ISBN EBOOK : 978-2-14-004160-0

MÉDICALISER L'AFRIQUE
Enjeux, processus et stratégies d'introduction de la médecine occidentale au Gabon (XIXe-XXe siècle)
Mabika Ognandzi Hines
Jusqu'à la fin des années 1880, la pratique de la médecine occidentale au Gabon a surtout lieu sur mer. Dès les années 1890, on assiste à un glissement de la médecine de la mer vers la terre ferme. Ainsi, pourquoi et comment passe-t-on d'un navire-hôpital sur mer à la case de santé à terre, de la case de santé aux ambulances-hôpitaux, puis aux centres hospitaliers universitaires ? Cet ouvrage reconstitue ce processus de médicalisation.
(Coll. Racisme et eugénisme, 31.00 euros, 304 p.)
ISBN : 978-2-343-11857-4, ISBN EBOOK : 978-2-14-004109-9

PRÉVENTION DE L'OSTÉOPOROSE
Un problème majeur de santé publique
Blain Alain
Les travaux récents mettent en évidence l'importance d'un capital osseux optimal comme prévention efficace de l'ostéoporose. L'accent est mis sur la nécessité de l'équilibre alimentaire et nutritionnel et la pratique régulière des activités physiques et sportives, modérées et programmées. Cet ouvrage apporte des données complémentaires aux connaissances habituelles, grâce aux recherches et travaux expérimentaux dans le domaine du sport.
(18.50 euros, 160 p.)
ISBN : 978-2-343-09906-4, ISBN EBOOK : 978-2-14-004055-9

EUGÈNE MINKOWSKI – Philosophe de la psychiatrie
Grulier Jean-Claude
L'œuvre d'Eugène Minkowski (1885-1972) est méconnue. Après des études de mathématiques puis de philosophie, il se consacre à la médecine et se spécialise en psychiatrie. Il écrit de nombreux ouvrages qui feront date dans le domaine médical (*Traité de psychopathologie*) ou philosophique (*Le temps vécu*). Mais ces deux disciplines sont-elles dissociables ?
(Coll. Psycho-Logiques, 28.00 euros, 272 p.)
ISBN : 978-2-343-10773-8, ISBN EBOOK : 978-2-14-004072-6

SOS MÉDECINS – Un pionnier raconte
Barrié Jean-Bernard
La naissance de SOS Médecins découla d'un constat étonnant et révoltant : « En France, on traite mieux les tuyaux de plomb que les coronaires ». C'est alors qu'une vingtaine de médecins dans les années 70 ont remplacé, la nuit, les médecins traitants pour assurer leurs urgences. L'auteur nous conte ici ses gardes de nuit à SOS médecins Paris, à travers plusieurs scènes de vie qui rendent compte de l'intensité des missions effectuées.
(28.00 euros, 340 p.)
ISBN : 978-2-343-10325-9, ISBN EBOOK : 978-2-14-003918-8

VAINCRE L'OBÉSITÉ
Marre Philippe - Préface d'Anne-Sophie Joly
L'obésité a toujours existé. Dans nos sociétés d'abondance, l'alimentation de base est à la portée de tous et la prévalence de l'obésité augmente. À la souffrance psychique s'ajoutent alors progressivement les complications de surpoids qui menacent la qualité de vie et diminuent l'espérance de vie. Cet ouvrage revient sur les modèles de prise en charge qui permettent d'évaluer la sévérité de l'obésité et ses complications éventuelles, et de proposer une éducation thérapeutique avec accompagnement nutritionnel et psychologique.
(Coll. Cultures et Médecines, 18.00 euros, 168 p.)
ISBN : 978-2-343-11975-5, ISBN EBOOK : 978-2-14-003773-3

L'HARMATTAN ITALIA
Via Degli Artisti 15; 10124 Torino
harmattan.italia@gmail.com

L'HARMATTAN HONGRIE
Könyvesbolt ; Kossuth L. u. 14-16
1053 Budapest

L'HARMATTAN KINSHASA
185, avenue Nyangwe
Commune de Lingwala
Kinshasa, R.D. Congo
(00243) 998697603 ou (00243) 999229662

L'HARMATTAN CONGO
67, av. E. P. Lumumba
Bât. – Congo Pharmacie (Bib. Nat.)
BP2874 Brazzaville
harmattan.congo@yahoo.fr

L'HARMATTAN GUINÉE
Almamya Rue KA 028, en face
du restaurant Le Cèdre
OKB agency BP 3470 Conakry
(00224) 657 20 85 08 / 664 28 91 96
harmattanguinee@yahoo.fr

L'HARMATTAN MALI
Rue 73, Porte 536, Niamakoro,
Cité Unicef, Bamako
Tél. 00 (223) 20205724 / +(223) 76378082
poudiougopaul@yahoo.fr
pp.harmattan@gmail.com

L'HARMATTAN CAMEROUN
TSINGA/FECAFOOT
BP 11486 Yaoundé
699198028/675441949
harmattancam@yahoo.com

L'HARMATTAN CÔTE D'IVOIRE
Résidence Karl / cité des arts
Abidjan-Cocody 03 BP 1588 Abidjan 03
(00225) 05 77 87 31
etien_nda@yahoo.fr

L'HARMATTAN BURKINA
Penou Achille Some
Ouagadougou
(+226) 70 26 88 27

L'HARMATTAN SÉNÉGAL
10 VDN en face Mermoz, après le pont de Fann
BP 45034 Dakar Fann
33 825 98 58 / 33 860 9858
senharmattan@gmail.com / senlibraire@gmail.com
www.harmattansenegal.com

www.ingramcontent.com/pod-product-compliance
Lightning Source LLC
LaVergne TN
LVHW021232061026
849535LV00008B/3025
* 9 7 8 2 3 4 3 1 3 2 2 0 4 *